国家高级乳房保健师(催乳师)标准培训教材
催乳师教学参考用书/催乳师工作操作用书/母乳喂养指南

乳房保健师(催乳师)

戴子雄　王　红　张石宝　主　编
马小军　副主编

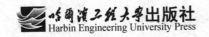

哈尔滨工程大学出版社
Harbin Engineering University Press

内容简介

本书从心理、行为、技能等方面培育高级乳房保健师(催乳师)。本书有九章内容,催乳的基础知识、中医基础知识、催乳按摩手法、常见发奶药剂、产妇饮食、乳房保健知识、催乳师市场开发技巧,并介绍了如何成为金牌催乳师。本书配有大量的流程图与操作图片,流程清晰易懂,使读者一目了然。每章后配有二维码,扫描二维码可以通过音频听到国内专业的育婴师妙趣横生的授课,通过清晰流畅的视频学习书上所有的实操内容,适合各层次和有各类学习习惯的学习者。

本书可作为国家初、中、高级催乳师职业资格考核、工作标准培训教材,是催乳师教学参考用书、催乳师工作操作用书,以及母乳喂养指南。

图书在版编目(CIP)数据

乳房保健师:催乳师/戴子雄,王红,张石宝主编.——
哈尔滨:哈尔滨工程大学出版社,2019.3
ISBN 978-7-5661-2108-0

Ⅰ.①乳… Ⅱ.①戴… ②王… ③张… Ⅲ.①乳房-
保健-基本知识②催乳-基本知识 Ⅳ.①R655.8 ②R271.43

中国版本图书馆 CIP 数据核字(2018)第 286141 号

选题策划 史大伟
责任编辑 张忠远
封面设计 李海波

出版发行 哈尔滨工程大学出版社
社 址 哈尔滨市南岗区南通大街 145 号
邮政编码 150001
发行电话 0451-82519328
传 真 0451-82519699
经 销 新华书店
印 刷 哈尔滨市石桥印务有限公司
开 本 787 mm×960 mm 1/16
印 张 11.75
字 数 243 千字
版 次 2019 年 3 月第 1 版
印 次 2019 年 3 月第 1 次印刷
定 价 40.00 元
http://www.hrbeupress.com
E-mail:heupress@hrbeu.edu.cn

编委会成员

序 一

随着国民经济的发展与人民生活水平的不断提高,人民群众对社会化家庭服务的需求越来越旺盛,党中央、国务院及各级政府十分重视家庭服务行业,特别是二胎政策催生了母婴服务行业的井喷式需求。国务院总理李克强2019年2月20日主持召开的国务院常务会议,部署了推动家政服务增加供给、提高质量的措施。李克强指出,家政服务业事关千家万户福祉,是项"一举多得"的产业。促进家政服务扩容提质,既可以适应老龄化快速发展和全面二孩政策实施需求,提升人民生活水平,也有利于扩大内需、增加就业。会议提出了多项具体措施:

一要促进家政服务企业进社区,鼓励连锁发展,提供就近便捷的家政服务。大力发展家政电商、互联网中介等家政服务新业态。

二要加强家政服务技能培训,推动质量提升。在有条件的高校、职业院校开设家政服务相关专业,支持符合条件的家政服务龙头企业创办家政服务类职业院校。

三要推进家政服务标准化,建立诚信体系,实施规范监管。

四要加大政策扶持。按规定对小微家政服务企业给予税费减免。鼓励地方以政府购买服务方式,为化解行业过剩产能企业转岗人员、建档立卡贫困劳动力免费提供家政服务培训。

本系列丛书汇集了医学专家、家政服务行业培训专家、母婴护理专家、母婴考评员、心灵疏导师、资深月嫂等专业人士,总结了作者18年母婴培训、11年会所经营、上万家母婴服务的经验,吸纳了国际先进的培训体系,并结合母婴服务业实战经验编写而成。本系列丛书内容简明,操作流程清晰,图、文、流程、视频四结合,从业服务人员学习后能够大大提升自身的服务意识和专业技能。本系列丛书是家政服务者、教育工作者的工具书,以精细化、标准化、职业化为核心,非常实用并贴近广大从业人员的实际需求,通俗易懂,操作性强。

真诚希望本系列丛书的出版能够对我国家政服务行业的标准培训起到一定的辅助指导作用,为相关部门做家政服务行业研究起到一定的帮助。

限于作者水平,书中难免存在不妥及错误之处,恳请广大同行及家政服务研究者提出宝贵意见。

全国保健服务标准化技术委员会副秘书长

2019年2月

序 二

　　母婴护理和服务是一项民生工程,关乎千家万户的福祉和社会的稳定繁荣,国家和政府历来都非常重视。李克强总理在 2019 年 2 月对加强和提升家政服务业提出了明确的要求,将对整个家政服务业起到极重大的提升和推动作用。

　　母婴护理和服务是一项爱心工程,直接关乎母婴的健康与幸福,是关系到人类传承与发展的大计。二十多年来,母婴护理行业从业人员付出了爱心与汗水,为母婴健康及行业发展做出了极大的贡献。

　　但我国的母婴护理行业距专业化、职业化、产业化还有一定的距离,尤其在专业、规范、标准等方面需要加强和提升,教育培训是专业品质的源头。本系列丛书是笔者在近二十年培训经验的基础上,结合当代社会母婴需求的新趋势,吸收国际先进的培训体系,且贴近服务一线,旨在为母婴护理和服务的从业人员及培训机构提供一系列专业、标准、实用的教材,从而推动整个行业健康发展和提升。

　　不断提升和改善生活品质是人民群众的切实需求,国家母婴护理产业联盟一直致力于提升行业的专业度和服务品质,建立标准和规范,为人民群众提供更加放心的服务和保障。本系列丛书是国家母婴护理产业联盟推动专业标准建设的一个重要举措,希望各位同行多提宝贵意见,我们一起努力,为行业的专业化、职业化、产业化,为母婴事业贡献爱心和力量。

国家母婴护理产业联盟理事长

戴红

2019 年 2 月

目　　录

第一章 乳房保健按摩师职业概述

第一节 乳房保健按摩师职业定义

一、乳房保健按摩师

乳房保健按摩师是通过对人体经络、腧穴的刺激,结合中医推拿按摩手法、外敷和食疗情绪疏导等其他疗法,解决女性乳房发育、哺乳、保养等青春期、哺乳期、更年期乳房问题的专业护理人员。

乳房保健按摩师主要通过对乳房的检查及位置、形态结构的观察,对妇女乳房的发育、内分泌、激素分泌等的了解,结合中医知识与心理学相关理论,运用科学的按摩手法对乳房进行护理,使青春期女性乳房正常发育、哺乳期女性正常哺乳,对女性乳房疾病起到预防及诊疗的作用。

二、乳房保健按摩师的市场

1. 市场现状

目前,专业乳房保健按摩师极度匮乏。国内现有的催乳技术仅停留在月嫂简单的老式揉奶方法上。老式方式分多次进行,使产妇痛苦,且安全系数低。专业乳房保健按摩师作为一项朝阳性的职业,就业前景十分广阔,市场需要十分巨大。

2. 市场潜力

漂亮健康的乳房是每位女性的追求,也是养育后代的基本条件,但是环境污染、电子产品大量使用、就业竞争力大等众多原因对女性健康尤其是乳房的健康有极大的影响,乳腺癌的发生率占女性恶性疾病发病率的30%,现代女性多数不注重乳房保养。

哺乳期正是纠正乳腺炎及乳腺增生等疾病的良好时机。乳房保健按摩技术可以解决这些问题。有些初为人母的年轻女性对科学坐月子及科学育儿方面的知识懂得较少,专业乳房保健按摩师可以把这些专业知识普及到每位产妇的手中,有利于提高中国母亲的素质,使我们的下一代更健康成长。因此,产妇很容易接受专业乳房保健按摩师的温馨服务。

3. 市场前景

有关资料显示,全国每年有近两千万名婴儿出生,随着人类的不断繁衍,乳房保健、需要催乳的人群永远存在,而乳房保健行业尚属启蒙阶段,市场切合点仍在初建时期,整个市场处于供小于求的状态,一般一个中等城市需要近百名乳房保健按摩师,省会及直辖市这样的大型城市对乳房保健按摩师的需求量会更大,对市场敏锐的人士,将率先进入这块空白领域,来分享大块的市场,乳房保健按摩师的前景非常好。

三、乳房保健按摩师职责

(1)判断产妇的母乳喂养问题,鼓励产妇进行母乳喂养,并帮助产妇树立母乳喂养的信心。

(2)根据产妇的哺乳问题进行专业护理和操作,并针对产妇的性格特点和心理状态进行心理疏导。

(3)采取科学有效的办法对产妇进行正确的处理,并在处理过程中观察效果,及时发现新情况,以便及时修改方案,预防并发症。

(4)向产妇宣传科学育婴知识和母乳喂养知识,并进行保健指导及咨询工作。

四、服务对象

(1)青春期乳房发育女性。

(2)哺乳期女性。

(3)更年期女性。

(4)乳房发育异常女性。

第二节 职业道德

一、职业道德

职业道德是指从事一定职业的人们,在其特定的工作或劳动中所应遵循的带有职业特点的道德规范的总和。

对于乳房保健按摩师职业,其基本职业道德要求有以下几个方面:

1. 爱岗敬业,优质服务

(1)爱岗

爱岗就是热爱自己的工作岗位,热爱本职工作。爱岗是对人们工作态度的一种普遍要求。每个岗位都承担着一定的社会职能,是从业人员在社会分工中所扮演的一个公共角色。在现阶段,就业不仅意味着以此获得生活来源,还意味着有了一个社会认可的正式身份,能够履行社会的职能。因此乳房保健按摩师应以正确的态度对自己的职业,努力培养热爱自己所从事工作的幸福感、荣誉感。一个人一旦爱上了自己的职业,就会全身心投入到工作中,就能在平凡的岗位上做出不平凡的事业。

（2）敬业

敬业就是用一种严肃的态度对待自己的工作,勤勤恳恳、兢兢业业、忠于职守、尽职尽责。敬业包含两层含义:一是因谋生敬业,许多人是抱着强烈的赚钱养家、发财致富的目的对待所从事的职业,这种敬业道德因素较少,个人利益色彩较多;二是真正认识到自己工作的意义,喜欢所从事的工作而敬业,这是高层次的敬业,这种内在的精神是鼓舞人们勤勤恳恳、尽职尽责工作的强大动力。

（3）优质服务

优质服务是指从服务对象的角度和利益出发,在满足服务对象要求的基础上,能够周到细致地考虑到客户所未考虑到的当下需求和将来需求,并预见性地提供相应的服务。

（4）乳房保健按摩师爱岗敬业的几种水平

①师德的楷模水平:"春蚕到死丝方尽,蜡炬成灰泪始干";

②师德的优秀水平:"衣带渐宽终不悔,为伊消得人憔悴";

③师德的基本水平:认认真真、勤勤恳恳。

2. 遵纪守法,诚实守信

（1）遵纪守法

遵纪守法是每个从业人员必须具备的基本道德要求,也是衡量一个从业人员道德水平的基本条件。

遵纪守法是做好乳房保健按摩师工作的前提,要遵纪守法,必须经常学习法律知识,做到懂法、依法办事、依法律己、依法指导本职工作,不断增强遵纪守法的自觉性。

（2）诚实守信

诚实守信是做人的根本,是中华民族的传统美德,也是优良的职业作风。诚实是指在职业活动中,从业者严格按照职业要求去做,做到诚实劳动。守信是诚实的具体体现。在职业活动中,要遵守承诺,言行一致,表里如一。不轻许诺言,对婴幼儿及其家庭的有关资料保密,保护个人隐私,才能得到同行和雇主的信任,建立和谐的人与人之间的关系。

3. 身心健康,无传染病

育婴乳房保健按摩师要定期体检,取得体检合格的证明才能工作。

二、乳房保健按摩师的职业心态

1. 爱心

对婴幼儿有爱心是从事这一职业的前提,只有发自内心的热爱,才能有热情去工作,去指导雇主尤其是妈妈从科学、适度的角度去爱婴幼儿,既不能溺爱,也不能任其发展。

2. 耐心

耐心是乳房保健按摩师的必备条件。

3. 细心

细心可以使乳房保健按摩师在服务过程中,通过观察被服务者的表现及时发现问题。

4. 恒心

发现问题,就要寻找解决方法,有的问题可能会很困难,恒心是乳房保健按摩师解决这些问题的关键。

第三节　乳房保健按摩师的职业素养

一、基本礼仪

中国是礼仪大国,自古被称为礼仪之邦,素因彬彬有礼而著称于世。"不学礼,无以立"说的就是一个人不懂礼仪,就没有立足之地。

1. 乳房保健按摩师文明用语

乳房保健按摩师要做到"行出于礼,口出于礼",应注意使用以下文明用语。说话时,应态度诚恳,面带微笑,给人以自然、亲切的感觉。

(1)问候语,如"您好""早上好""欢迎您"等。

(2)告别语,如"再见""欢迎再来""明天见""一路平安"等。

(3)答谢语,如"非常感谢""劳您费心""谢谢您的好意""不必客气""这是我应该做的""我听明白了""感谢您的提醒""不,谢谢"等。

(4)请托语,如"请""麻烦您帮我个忙""请让一下"等。

(5)道歉语,如"对不起,实在抱歉""请原谅""失礼了""真是过意不去""对不起,完全是我的过错""对不起,打扰了""请不要介意""对不起,打断一下"等。

(6)征询语,如"需要帮忙吗?""我能为你做些什么吗?""你有什么事吗?""这样会打扰你吗?""你需要什么吗?"等。

(7)慰问语,如"您辛苦了""让您受累了""您快歇会吧""请好好休息"等。

(8)祝贺语,如"恭喜您"等。

2. 乳房保健按摩师仪表

仪表是指人的外表,包括人的仪容、服饰、姿态、个人卫生等方面。一个人的仪表是很重要的。作为一名合格的乳房保健按摩师,要时刻关注自己的仪表。

(1)举止大方,面部洁净,经常梳洗头发,不要有头皮屑,发型要大方,不使用有浓烈气味的发乳及香水。

（2）着装整洁、打扮得体，不浓妆艳抹，需要时可化淡妆，不涂指甲油，不要佩戴饰物，不穿暴露、紧身、艳丽的衣服。

（3）要讲究个人卫生，注意勤洗手、经常洗澡，手指甲和脚指甲应保持短而洁净，经常更换内衣。

（4）鞋要保持整洁。

（5）饭后漱口，保持口腔清洁、无异味。

（6）与人交流时经常保持微笑，表情和蔼可亲。

3. 乳房保健按摩师仪态

仪态是指人的姿势、气质和风度。姿势是指身体所呈现的样子，而气质、风度则属于内在表现，在交往活动中，要求站有站相，坐有坐相，举止端庄，落落大方。乳房保健按摩师要通过良好的仪态来体现敬人之意。

（1）站姿

站立时应挺直、舒展，要给人一种端庄的感觉，不要歪脖、扭腰、屈腿，尤其是不要蹶臀、挺腹。

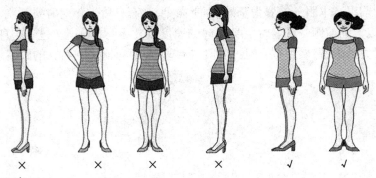

（2）坐姿

入座时动作应轻而缓，不可随意拖拉椅凳，身体不要前后左右摆动，不要跷二郎腿或抖腿。并膝或小腿交叉端坐，两腿不可分开。

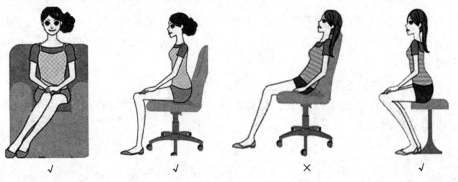

（3）走姿

与雇主或长者一起行走时，应让雇主或长者走在前面；并排而行时，应让他们走在里侧，不要将双手插入裤袋或倒背着手走路。

（4）目光

目光要温和，忌斜视。

（5）正确手势

手势是人们交往时最有表现力的一种"体态语言"。能够合理地运用手势来表情达意，会为形象增辉。乳房保健按摩师在工作中要避免用手指向他人，随便向对方摆手这种动作是拒绝别人或极不耐烦之意，端起双臂给人一种傲慢无礼的感觉。

此外，反复摆弄自己的手指有不尊重他人的感觉，插口袋会给人心不在焉的感觉，当众搔头、挖耳鼻、剔牙、抓痒、搓泥、抠脚等都是极不文雅的动作。

3.乳房保健按摩师礼仪

（1）鞠躬礼仪

鞠躬前以基本服务站姿为基础，面带微笑，神态自然。鞠躬时要挺胸、抬头、收腹，自腰以上向前倾。鞠躬时上身抬起的速度要比下弯时稍慢一些，上身下弯时，首先看对方的眼睛，然后再看对方的脚，抬起上身后再次注视对方的眼睛。

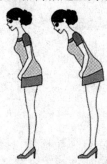

（2）递物礼仪

递接物品的原则是尊重他人。递物时，要起身，接平稳后，手再松。双手递物或接物体现出对对方的尊重。在特定场合下或东西太小不必用双手时，一般用右手递接物品。

（3）不同物品递接原则

①接递较锋利的东西如笔、刀、剪等物品时，需将尖端朝向自己握在手中，而不要将尖端指向对方。

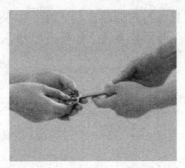

②招待客人用茶时,需一手扶杯壁,一手托杯底,并说"请用茶"。若茶水较烫,可将茶杯放到客人面前的茶几上。

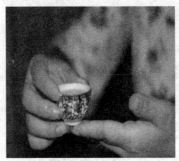

③接递名片

递名片时,应双手将正面朝向对方。在接名片时,应该双手接,对接过来的物品要表示关注,同时点头示意道谢。

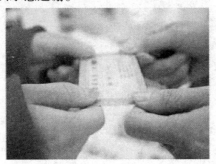

(3)进餐礼仪

①嚼食时闭嘴唇,不可出声,不挥舞筷子,不同时拿筷及匙,食物应夹入自用碗后再吃,不翻捡菜肴,不用自己的餐具给别人夹菜。

②不大声交谈,不当众剔牙、漱口,不浪费粮食。

(4)乘车礼仪

①开车门礼仪:应一手拉开车门,一手遮挡门框上沿。到达目的地停车后,应自己先下车开门,再请客户下车。

②入座顺序:乳房保健按摩师在乘坐雇主的车时,应先为女雇主打开副驾驶座

的车门,请女雇主先入座,自己再打开后车门入座。如果有客人,需先请客人坐在车后座主宾位(右后坐)上,再服务主人。如果有婴幼儿,应将婴幼儿放置在车后排的安全座椅上。

第二章　催乳基础知识

第一节　乳房的结构与功能

一、乳房外形

成年女性的乳房一般呈半球形或圆锥形,两侧基本对称,哺乳后有一定程度的下垂或略呈扁平形。老年女性的乳房常萎缩下垂且较松软。乳房的中心部位是乳头。正常乳头呈筒状或圆锥状,两侧对称,表面呈粉红色或棕色。乳头直径为0.8~1.5 cm,其上有许多小窝,为输乳管开口。乳头周围皮肤色素沉着较深的环形区是乳晕。乳晕的直径为3~4 cm,色泽各异,青春期呈玫瑰红色,妊娠期、哺乳期色素沉着加深,呈深褐色。乳房腺体周围皮肤较厚,乳头、乳晕处皮肤较薄,有时可透过皮肤看到皮下浅静脉。

二、乳房位置

乳房位于身体两侧胸大肌的前方,其位置亦与年龄、体型及乳房发育程度有关。成年女性的乳房一般位于胸前的第2~6肋骨之间,内缘近胸骨,外缘达腋前线,乳房肥大时可达腋中线。乳房外部极狭长的部分形成乳房腋尾部伸向腋窝。青年女性乳头一般位于第4肋间或第5肋间水平、锁骨中线外1 cm;中年女性乳头位于第6肋间水平、锁骨中线外1~2 cm。乳房的形态和位置存在着较大的个体差异,女性乳房的发育还受年龄及各种不同生理时期等因素的影响。

三、乳房的内部结构

乳房主要由腺体、导管、脂肪组织和纤维组织等组成,其内部结构犹如一棵倒着生长的小树。

乳房腺体由15~20个腺叶组成,每一腺叶分成若干个腺小叶,每一腺小叶又由10~100个腺泡组成。这些腺泡紧密地排列在小乳管周围,腺泡的开口与小乳管相连。多个小乳管汇集成小叶间乳管,多个小叶间乳管再进一步汇集成整个腺叶的一根乳腺导管,又名输乳管。输乳管共15~20根,以乳头为中心呈放射状排列,汇集于乳晕,开口于乳头,开口称为输乳孔。输乳管在乳头处较为狭窄,继之膨大为壶腹(称为输乳管窦),有储存乳汁的作用。下图为乳房内部组织结构图。

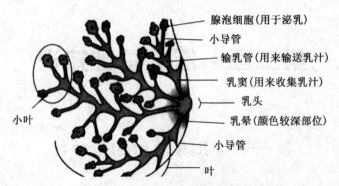

乳头表面覆盖复层鳞状角质上皮,上皮层很薄。乳头由致密的结缔组织及平滑肌组成。平滑肌呈环行或放射状排列,受到刺激时,平滑肌收缩,乳头勃起,并挤压导管及输乳窦排出其内容物。乳晕部皮肤有毛发和腺体。腺体有汗腺、皮脂腺及乳腺,其皮脂腺又称乳晕腺,较大而表浅。乳房分泌物具有保护皮肤、润滑乳头及婴儿口唇的作用。

乳房内的脂肪组织呈囊状包于乳腺周围,形成一个半球形的整体,这层囊状的脂肪组织称为脂肪囊。脂肪囊的厚薄可因年龄、是否生育等因素个体差异很大。脂肪组织的多少是决定乳房大小的重要因素之一。

乳腺位于皮下浅筋膜的浅层与深层之间。浅筋膜伸向乳腺组织内形成条索状的小叶间隔,一端连于胸肌筋膜,另一端连于皮肤,将乳腺腺体固定在胸部的皮下组织之中。这些起支持作用和固定乳房位置的纤维结缔组织称为乳房悬韧带。浅筋膜深层位于乳腺的深面,与胸大肌筋膜浅层之间有疏松组织相连,称为乳房后间隙。它可使乳房既相对固定,又能在胸壁上有一定的移动性。有时,部分乳腺腺体可穿过疏松组织而深入到胸大肌浅层,因此,做乳腺癌根治术时,会将胸大肌筋膜及肌肉一并切除。

除以上结构外,乳房内还分布着丰富的血管、淋巴管及神经,它们对乳腺起到供应营养及维持新陈代谢作用,并具有重要的外科学意义。乳房的动脉供应主要来自:腋动脉的分支、胸廓内动脉的肋间分支及降主动脉的肋间血管穿支。乳房的静脉回流分深、浅两组:浅静脉分布在乳房皮下,多汇集到内乳静脉及颈前静脉;深静脉分别注入胸廓内静脉、肋间静脉及腋静脉各属支,然后汇入无名静脉、奇静脉、半奇静脉、腋静脉等。

乳房的神经由第 2～6 肋间神经皮肤侧支及颈丛 3～4 支支配。除感觉神经外,还有交感神经纤维随血管走行分布于乳头、乳晕和乳腺组织。乳头、乳晕处的神经末梢丰富,感觉敏锐,发生乳头皲裂时,疼痛感剧烈。

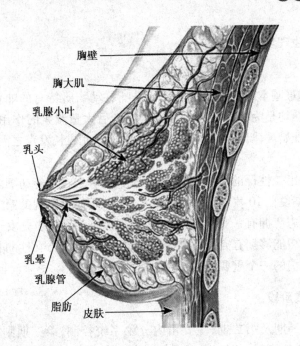

胸壁

胸大肌

乳腺小叶

乳头

乳晕

乳腺管

脂肪　皮肤

四、乳房的发育时期

乳房是哺乳动物的共同特征,一般成对生长,两侧对称。人类乳腺仅有胸前的一对,来源于外胚层。自出生后,乳房经历幼儿期、青春期、性成熟期、妊娠期、哺乳期及绝经期等不同时期。在各个时期,机体内分泌激素水平差异很大,受其影响,乳房的发育和生理功能也各具特色。

在新生儿期,由于母体的雌性激素可通过胎盘进入小婴儿体内,故约有60%的新生儿在出生后2~4天,出现乳房下有1~2 cm大小的硬结,并有少量乳汁样物质分泌,随着母体激素的逐渐代谢,这种现象可在出生后1~3周自行消失。我国部分地区有在新生儿出生后,挤宝宝乳头避免乳头内陷的风俗习惯。这种做法是不可取的,造成乳头凹陷的原因是胚胎时期乳腺发育异常,而不是因为没有挤压乳头。在婴幼儿期,乳腺基本上处于"静止"状态。自青春期开始,受各种内分泌激素的影响,女性乳房进入一生中生理发育和功能活动最活跃的时期,直至绝经期。在经历了青春期之后,乳腺的组织结构已趋完善,进入性成熟期。在每一个月经周期中,随着卵巢分泌激素的周期性变化,乳腺组织也发生着周而复始的增生与复旧的变化。妊娠期与哺乳期是育龄妇女的特殊生理时期,此时乳腺为适应这种特殊的生理需求会发生一系列变化。自绝经期开始,卵巢分泌激素逐渐减少,乳房的生理活动日趋减弱。

五、乳房的生理功能

1. 哺乳

哺乳是乳房最基本的生理功能。乳房是哺乳动物所特有的哺育后代的器官,乳腺的发育、成熟均是为哺乳活动做准备。在产后大量激素的作用及小婴儿的吸吮刺激下,乳房开始规律地产生并排出乳汁,供给婴儿成长发育之需。

2. 第二性征

乳房是女性第二性征的重要标志。一般来讲,乳房在月经初潮之前 2~3 年已开始发育,也就是说在 10 岁左右就已经开始发育,是最早出现的第二性征,是女性青春期开始的标志。拥有一对丰满、对称且外形漂亮的乳房也是女子健美的标志。每一位女性都希望能够拥有完整而漂亮的乳房,以展示自己女性的魅力。可以说,乳房是女性形体美的一个重要组成部分。

六、乳汁生成阶段

乳汁生成第一期及第二期,主要由内分泌系统控制,第三期则在于外在的刺激,调节内部的泌乳机制。下面分别说明:

第一期:怀孕中期(孕 16~22 周)到产后两天,泌乳激素刺激乳腺细胞制造奶水,所以怀孕中期就开始制造初乳,但是高浓度的黄体素会抑制乳汁分泌,所以初乳量很少,此阶段奶量与激素变化有关。

第二期:产后第 3 天到第 8 天,乳腺细胞间隙变紧密,产后胎盘娩出后,母体黄体素骤降,泌乳激素分泌增多,奶水分泌开始充沛,乳房饱满。此阶段泌乳激素越高,乳汁分泌越多,激素浓度变化会影响泌乳量。

第三期:产后第 9 天到退化期的开始,泌乳激素分泌下降,转换成由腺体自我控制乳汁分泌,也就是说,乳汁的多少由乳房自己控制,此时虽然泌乳激素的量已经降低,但是奶水仍会持续分泌,通过婴儿的吸吮,可达到供需平衡的状态。

研究发现,产后第 4 天母亲的奶水量与产后第 6 周至第 12 周的奶水分泌量有正相关性,因此协助母亲产后奶水分泌是乳房保健按摩师的一个重要工作。当母亲哺乳频率渐渐减少,在最后一次哺乳的 40 天后,奶水量渐渐减少,奶水中的钠浓度逐渐增加。

七、影响乳房生理功能的内分泌激素

乳房是多种内分泌激素的靶器官,因此,乳房的生长发育及其生理功能的发挥均依赖于相关内分泌激素的共同作用。如果其中的某一项或几项激素分泌紊乱,必然会直接或间接地影响乳腺的状况及其生理功能。

1. 雌激素(Estrogen,E)

主要由卵巢的卵泡分泌,肾上腺亦可分泌少量雌激素,妊娠中后期的雌激素主要来源于胎盘的绒毛膜上皮。雌激素中生理活性最强的是雌二醇(E2)。在青春期,卵巢的卵泡成熟,开始分泌大量的雌激素,雌激素可促进乳腺导管的上皮增生,乳管及小叶周围结缔组织发育,使乳管延长并分支。雌激素对乳腺小叶的形成及乳腺成熟,不能单独发挥作用,还须有完整的垂体系统的控制。雌激素可刺激垂体前叶合成与释放催乳素,从而促进乳腺的发育;而大剂量的雌激素又可竞争催乳素受体,从而抑制催乳素的泌乳作用。在妊娠期,雌激素在其他激素如黄体素等的协同作用下,还可促进腺泡的发育及乳汁的生成。

2. 孕激素(Progesterone,P)

孕激素又称黄体素,主要由卵巢黄体分泌,妊娠期由胎盘分泌。孕激素中最具生理活性的是黄体酮,其主要作用为促进乳腺小叶及腺泡的发育,在雌激素刺激乳腺导管发育的基础上,使乳腺得到充分发育。大剂量的孕激素抑制催乳素的泌乳作用。孕激素对乳腺发育的影响,不仅要有雌激素的协同作用,而且也必须有完整的垂体系统。孕激素可以通过刺激垂体分泌催乳素,也可以通过提高乳腺上皮细胞对催乳素的反应性而与其共同完成对乳腺的发育作用。

3. 催乳素(Prolactin,PRL)

催乳素由垂体前叶嗜酸细胞分泌的一种蛋白质激素。其主要作用为促进乳腺发育生长,发动和维持泌乳。催乳素与乳腺上皮细胞的 PRL 受体结合,产生一系列反应,包括刺激 α - 乳白蛋白的合成、尿嘧啶核苷酸转换、乳腺细胞钠离子的转换及脂肪酸的合成,刺激乳腺腺泡发育和促进乳汁的生成与分泌。在青春发育期,催乳素在雌激素、孕激素及其他激素的共同作用下,能促使乳腺发育;在妊娠期可使乳腺得到充分发育,使乳腺小叶终末导管发展成为小腺泡,为哺乳做好准备。妊娠期大量的雌激素、孕激素抑制了催乳素的泌乳作用;分娩后,雌激素、孕激素水平迅速下降,解除了对催乳素的抑制作用,同时催乳素的分泌也大量增加,乳房开始泌乳。此后,随着婴儿不断地吸吮乳头,刺激垂体前叶分泌催乳素,可使泌乳维持数月至数年。催乳素的分泌受到下丘脑催乳素抑制因子与催乳素释放因子及其他激素的调节。左旋多巴及溴隐亭等药物可抑制催乳素的分泌;促甲状腺释放激素、5 - 羟色胺及某些药物(如利血平、氯丙嗪)等可促进催乳素的分泌;小剂量的雌激素、孕激素可促进垂体分泌催乳素,而大剂量的雌激素、孕激素则会抑制催乳素的分泌。

八、泌乳原理

乳汁由乳腺的腺泡细胞分泌,但乳汁的分泌需要垂体前叶分泌细胞产生的催乳素的作用,而乳汁的排出则有赖于垂体后叶神经分泌细胞产生的催产素的作用。当然,在乳汁分泌的过程中,还需雌激素、孕激素、生长激素、甲状腺素、肾上腺皮质激素、胰岛素等许多激素的共同参与。此外,乳母的营养物质摄入情况及乳母的精神状况等都会对此产生一定程度的影响。

胎儿娩出后,雌激素、黄体素分泌骤然减少,垂体前叶分泌的催乳素大量增加,催乳素直接作用于乳腺腺泡膜上特异性受体,通过腺苷酸环化酶与cAMP – Pk系统,使与乳汁生成有关的酶经磷酸化而被激活,促进乳汁蛋白质的合成(包括α - 乳白蛋白的合成、乳糖及甘油三酯的合成),以保证乳汁的合成与分泌。而在分娩后,垂体后叶神经分泌细胞分泌大量催产素,它作用于乳腺导管的肌上皮细胞和乳房周围的肌细胞,当肌上皮受到刺激时可诱发其收缩,从而将原存于腺泡中的乳汁输送到乳腺导管出口处,并出现"射乳"现象。催产素的不足将使已合成的乳汁在腺泡内潴留,进而压迫乳腺腺泡上皮,抑制乳汁的合成与分泌。

1. 泌乳

腺泡上皮大部分呈顶浆状分泌,含乳汁各种成分,分泌时细胞一起脱离,游离至腺腔内。脂类多通过此种方式分泌。部分乳汁为开口分泌方式,即分泌物由腺细胞浆内排出至腺腔内,不伴细胞脱落,蛋白质多通过此种方式分泌。水及无机盐多通过弥散及渗透分泌。分娩后分泌乳汁为初乳。初乳较稀薄,水样透明,略有黏性。初乳中含有大量蛋白质及脂肪,其中,有充满脂肪滴的巨噬细胞,称为初乳小体,哺乳开始后即消失。以后逐渐变为成乳,呈乳白色,可见细微脂肪球,亦可见乳腺上皮细胞及白细胞等。

虽然泌乳素及催乳素的分泌会经过血液均等地到达两边乳房,但是母乳的分泌量也会因单侧乳房所受不同的刺激而有不同的反馈。乳汁中有可以抑制奶水的物质,当过多的奶水留在乳房内时,这个抑制物会充满在乳房中,使泌乳细胞不再制造任何奶水,来保护乳房免于过度肿胀。相反的,假如因为吸吮或挤奶,而将乳汁排出的话,这个抑制物也跟着被排出,从而可产生更多的奶水。所以频繁的吸吮以及排出乳汁,会加速乳汁的制造;婴儿的吸吮在泌乳中扮演着非常重要的角色,也可以说是婴儿的吸吮是乳汁分泌的驱动者,促使乳房制造奶水。相反,如果婴儿吸吮的次数不够多,或是没有有效排出乳汁,则抑制物会渐渐堆积,影响乳汁的分泌。

2. 排乳反射

当婴儿吸吮乳头时,刺激由乳头传至大脑,大脑基底部的脑下垂体后叶对此反应分泌催乳素及催产素;催产素经由血液到达乳房,促使乳腺泡周围的肌皮细泡收缩,使存在乳腺泡中的乳汁经由乳腺管流出,有时乳汁甚至会喷出来,这称为催产素反射或排乳反射。

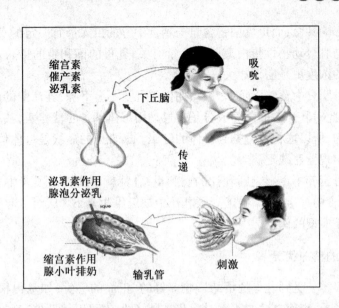

第二节 影响泌乳的因素

一、产妇的营养状况

除本身所需营养外,乳母还需分泌乳汁喂养婴儿。而合成母乳的营养物质全部是从母体中摄取的,所以如果母体营养不足,则合成乳汁的营养会从母体内储存的营养中提取,甚至还会动用母体组织成分来合成乳汁,时间一长,乳汁的质与量都不能满足婴儿正常生长发育所需,同时也会影响乳母的健康。泌乳期的前6个月若乳母自身营养良好,泌乳量每天可达 600 ~ 700 mL;若营养不良,则每天泌乳量为 400 ~ 600 mL;而严重营养不良者,则下降至 100 ~ 200 mL。乳母严重营养不良时,除泌乳量减少外,乳汁中的营养成分也会受到影响。特别当乳母营养素的摄入量变动较大时,其乳汁中的营养成分受到的影响更明显。

当乳母膳食中的蛋白质质量较差,摄入量又严重不足时,会影响乳汁中蛋白质的含量和组成。

母乳中脂肪酸、磷脂和脂溶性维生素的含量受乳母膳食摄入量的影响。如维生素 A 在乳汁中的含量与乳母膳食关系密切,当乳母膳食中维生素 A 丰富时,则乳汁中也会有足够量的维生素 A。而一部分水溶性维生素的含量则并不受乳母膳食的影响。

母乳中钙的含量一般比较恒定,如果乳母膳食中钙供给不足,身体首先会动用母体内的钙,用以维持乳汁中钙含量的恒定。但是,乳母膳食中长期缺钙也可能导致乳汁中钙含量的降低。母乳中的铁含量很低,乳母膳食中铁含量的多少对乳汁中铁含量的影响甚微;而母乳中锌含量与膳食中锌的摄入量有一定的关系;母乳中铜的含量也与乳母动物性蛋白质的摄入量有关;乳母的硒和碘的摄入量与乳汁中这两种元素的浓度更是密切相关。

如果乳母膳食中营养不足,一般短期内泌乳量不会下降,乳汁中的成分也基本恒定。但是,此时乳汁中的营养成分是通过动用母体储备的营养素,甚至牺牲母体组织来维持的,所以这将会影响到母体的健康。最常见的症状是母体体重减轻,严重时乳母会出现营养缺乏病等。

一旦乳母营养不良影响到乳汁的质和量,乳汁就不能满足婴儿生长发育的需要,如乳母膳食中维生素 B_1 缺乏导致乳汁中缺乏维生素 B_1,从而引起婴儿出现急性脚气病就是典型的例证。

二、产妇的精神状况

催产素很容易受到乳母的情绪影响。好的、正面的感觉,如觉得很喜欢婴儿,想到婴儿的可爱,相信自己的奶水对婴儿是最好的,都可以帮助催产素反射奶水流出。接触、看到婴儿,或听到婴儿哭等感觉也可帮助此反射,有时看到时间到了,想到自己该喂奶了,都会诱发这个反射。但是,不好的、负面的感觉,如疼痛、担忧、疲惫或怀疑自己奶水不足,就会抑制排乳反射,使奶水流出困难。下面的方法可以帮助产妇泌乳:

1.增强对婴儿的正向感受

母亲需要婴儿一直在身边,这样可以接触婴儿并回应婴儿的需要,有助于乳汁的流出。如果乳母婴儿分开的话,催产素反射可能不那么容易生效。

2.让乳母建立母乳喂养的信心

与乳母说话时,必须记得关注乳母的感受。这对帮助泌乳是很重要的。尽量不说任何会使她担忧或怀疑自己奶水量的话,哺乳的母亲对于任何关于婴儿或奶水相关的用语都是非常敏感的。

三、产妇的身体状况

如乳母双侧肾上腺切除,泌乳量会很快减少;再注射皮质激素则泌乳又可恢复。同样,甲状腺素、生长激素、ACTH 等对泌乳的发生与维持均有十分重要的作用。此外,胸腰间脊髓横断以后,或乳腺区的脊髓神经被切断以后,也会使泌乳停止。大量的外源性雌性激素的摄入亦可能终止泌乳,如临床使用大剂量的雌激素作为回乳药可终止哺乳。

四、婴儿的吸吮情况

婴儿的反复吸吮可使上述激素分泌持续发生。因此,规律的哺乳可维持数月至数年。一旦婴儿的吸吮停止,泌乳随即减少直至停止。

五、药物的影响

研究显示,待产和生产期间使用的止痛药或麻醉药可能会延误第一次哺乳的时间,并干扰婴儿的吸吮和整体协调性。产妇生产时使用的止痛药可能导致婴儿经常啼哭,寻乳行为减少,吸吮乳房能力较差。相较于未接受任何药物麻醉的产妇所产下的婴儿,接受硬脊膜外麻醉(epidurale)的产妇所生下的婴儿较不灵活;也比较无法让自己适应环境,且动作协调性也较差。在婴儿出生一个月之内,这些差异都很明显。

待产期间使用止痛药物会增加产程延长的风险,进而增大手术介入的概率,连带地增大产后与婴儿的分离概率;延后亲子接触及哺乳的开始;减弱婴儿的吸吮反射;增加婴儿黄疸、低血糖及体重上升缓慢的风险,因而产后需要花更多的时间去建立哺乳及促进亲子关系。

因此,在产前应与孕妇讨论生产过程中不同减痛舒压方式的坏处和好处。在待产阶段,提供止痛药物疗法之前,应先提供非药物的减轻疼痛方法,包括:到处走动;按摩;使用温水泡浴;借助肢体动作令其安心;安静的环境,柔和的灯光,以及尽可能维持周围的人员少些,减少干扰;让产妇选择待产与生产的姿势等。

第三节 母乳喂养的好处

一、产妇方面

(1)降低乳腺癌的发生率。

(2)可消耗产妇孕期积累的脂肪,有利于体型的恢复。

(3)有利于子宫收缩,减少产后并发症的发生。

(4)延迟产妇月经来潮期,延缓排卵。

二、新生儿方面

(1)母乳有利于新生儿的消化和吸收。

(2)母乳中的二十二碳六烯酸即 DHA,是人体发育所必需的一种多不饱和脂肪酸,DHA 可以促进儿童认知功能和大脑的发育。如果 DHA 缺乏,儿童将会出现行为异常和神经功能失调。

(3)母乳含有足够的氨基酸与乳糖等物质,不但能提高新生儿的免疫力,更能降低新生儿过敏体质的发病率。

(4)母乳喂养有利于新生儿人格的发展和母子情感的培养。

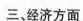

三、经济方面

母乳喂养简便、省时、省力、经济，有利于家庭和睦。

四、社会方面

母乳喂养可使人口素质提高。

第四节　母乳喂养的方法

一、开奶

开奶时间在分娩后 30 min 内。

（1）早开奶是母乳喂养成功的关键。产妇通过新生儿吸吮乳头的刺激会产生一系列神经反射和内分泌活动，由脑下垂体释放催乳激素，促使乳房分泌乳汁。所以，新生儿越早开奶，乳汁分泌越早，乳汁也比较充足。

（2）早开奶可刺激母亲垂体前叶分泌催产素，帮助子宫收缩，减小母亲产后出血概率。

（3）初乳富含蛋白质和抗体，早开奶可让婴儿尽早得到第一次免疫剂，少生病。增加肠蠕动，利于胎便排出，减小新生儿黄疸概率。

（4）早开奶可增加母子感情。

（5）早吸吮更能帮助产妇乳腺畅通。

1. 顺产产妇开奶方法

洗手→调配温热水→试温→擦洗乳房→热敷→指导帮助产妇侧卧位，垫高枕头→抱起新生儿侧卧位送于产妇身边→指导帮助产妇和新生儿面对面侧卧哺乳，让新生儿紧贴产妇，头与身体呈一条直线，脸对着乳房，鼻头对着乳头→母婴护理员（月嫂）用一只手托住新生儿后颈脖部推送新生儿，另一只手用"C"形手法扶住产妇乳房→用乳头碰新生儿嘴唇待新生儿张开嘴巴，把乳头及大部分乳晕放进新生儿嘴里→用手扶住新生儿的额头部位让新生儿头稍稍后仰，以免乳房堵住新生儿的鼻子，指导产妇用侧卧高位的手用剪刀手势夹住乳房→母婴护理员（月嫂）给侧卧吃奶的新生儿后背垫个小靠背以免新生儿移位→让新生儿一侧边吸 3～5 min→哺乳结束时用食指轻轻按压新生儿下颌拿出乳头→挤出一点乳汁涂在乳头上→帮新生儿拍嗝后换另一侧卧位继续吸吮 3～5 min→两侧喂完打嗝后让新生儿右侧卧位，半小时内观察有无吐奶现象，一小时后换左侧卧位，给产妇喝一杯温开水或通草水→整理物品。

2. 剖宫产产妇开奶方法

洗手→检查尿片→洗手→调配温热水→试温→擦洗乳房→热敷→按摩→产妇仰卧位→新生儿翻身俯抱,一手托于新生儿的下颌处及前胸,另一手手掌托住新生儿膝盖处→新生儿下半身放在枕头上→(月嫂)另一只手用"C"形手法扶住产妇乳房→用乳头碰新生儿嘴唇,新生儿张开嘴巴时把乳头及大部分乳晕放进新生儿嘴里→注意轻轻抬起新生儿额头以免乳房堵住新生儿的鼻子→让新生儿一侧吸 3 ～ 5 min→哺乳结束时用食指轻轻按压新生儿下颌拿出乳头→挤出一点乳汁涂在乳头上→帮新生儿拍嗝后换另一乳房→两侧喂完打嗝后让新生儿右侧卧位,半小时内观察有无吐奶现象,一小时后换左侧卧位→整理物品。

二、母乳喂养正确方法

1. 准备工作

(1)物品准备:两条小毛巾、两块清洁纱布、热水等。

(2)新生儿准备:根据情况更换尿布和裤子。

(3)环境准备:调节室温为 25 ℃,关门窗,洗手,清洗乳房水温为 41 ～ 43 ℃,热敷水温为 50 ～ 60 ℃(奶量少时多热敷几次可以增加奶量)。

(4)乳母准备:洗手,清洁乳房。

2. 哺乳喂养姿势

(1)母亲姿势

①摇篮式。产妇坐在有靠背的椅子上或靠在床头,把脚放在矮凳或其他高些的平面上。把前臂和手伸到新生儿后背,托住新生儿的颈、头、脊柱和臀部。让新生儿侧面躺着,脸、腹部和膝盖直接朝向产妇。新生儿下面的胳膊放到产妇胳膊的下面,这种姿势往往适合顺产的产妇。

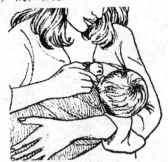

②橄榄球式。把新生儿放在产妇体侧的胳膊下方,新生儿面朝产妇,嘴巴对乳头的高度,新生儿双脚伸在产妇的背后。产妇胳膊放在大腿上(或身体一侧的枕头上),用手托起新生儿的肩、颈和头部,另一只手呈"C"形托住乳房(见图)引导新生儿找到乳头,产妇用前臂撑住新生儿的上背部。这种姿势适合剖宫产或新生儿很小,含乳头比较困难的情况,还适合乳房较大、乳头扁平和产双胞胎的产妇。

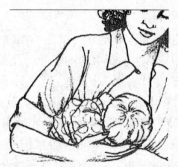

③握头交叉环抱式。产妇用手掌握住婴儿的头枕部,婴儿面朝哺乳侧乳房,嘴正对乳头(如果母亲用右侧乳房哺乳就用左手从下侧握住婴儿的头枕部)。手腕放在新生儿两肩胛之间,大拇指和其余四指分别张开贴放在婴儿头部两侧的耳后。同时将右手拇指和其余四指分别张开呈八字形贴于右乳房外侧使其成圆锥样向前挺,大拇指放在乳头、乳晕外上方,婴儿鼻尖接近乳房,食指则放在乳头、乳晕内下,轻压乳房使其形态利于婴儿吸吮。

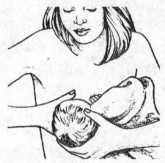

④侧卧式。夜晚或休息时采用。产妇身体侧卧,枕头垫在头下。新生儿侧身与产妇正面相对,母婴腹部相贴。新生儿嘴巴与乳头处在同一平面。手指呈八字形扶托乳房,用枕头垫在婴儿后背部。

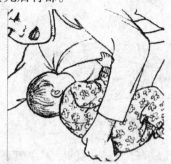

(2)婴儿姿势

哺乳时婴儿的身体与产妇身体要做到"三贴":胸贴胸、腹贴腹、下颌贴乳房。每次哺乳先用乳头去触碰婴儿的嘴唇,当婴儿张嘴时,迅速将乳头及大部分乳晕放入婴儿口中。

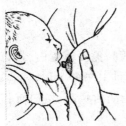
用乳头挠弄新生儿嘴唇

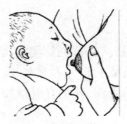
婴儿张大嘴

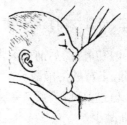
含住大部分乳晕

哺乳时要细心观察婴儿是有效吸奶还是无效吸奶。有效吸奶是婴儿颊部、下巴、耳部出现节律性的吞咽,产妇会体验到乳汁从乳头流出的感觉,并听到婴儿吞咽声。无效吸奶只是用上下牙槽突上的龈缘组织挤压母亲的乳头而未吸出母乳。

(3)拍嗝

每次喂奶后轻轻地将婴儿抱起,头靠在母婴护理员(月嫂)肩部,注意不要堵住口鼻,用空掌从下往上轻拍婴儿背部使其打嗝;还可让婴儿坐在膝上将其身体稍向前倾,一只手托住孩子的下巴,另一只手轻拍孩子背部使其打嗝。

(4)母乳喂养注意事项

· 姿势正确:母乳喂养要做到"三贴":胸贴胸、腹贴腹、下颌贴乳房。

· 体位舒适:喂哺因人、因地而采取不同姿势,产妇应体位舒适,全身放松。

· 手姿势正确:把拇指和食指呈"C"字状托起整个乳房,剪刀式手势托夹乳房。

· 多吸吮:分娩之后尽早让新生儿吸吮乳房,以充分刺激乳汁分泌。

· 注意卫生,每次喂奶前用温水擦洗乳房。

· 母乳喂养6个月内,婴儿不需要额外补充水。

· 按需喂养,不定时不定量。

· 产妇科学饮食。

(5)判断乳汁充足方法

①产妇

· 哺乳前产妇乳房饱满、静脉充盈;

· 哺乳时产妇有下奶感;

· 哺乳后产妇乳房柔软、轻松舒适。

②新生儿

· 吞咽声:新生儿吸吮奶头1~2 min后,能听到新生儿大口大口的吞咽声。

· 喂奶时间:根据婴儿的吸奶情况,一般婴儿吃饱会自己松开乳头。

· 新生儿吃饱后睡眠时长可达2~3 h。

· 大小便:新生儿稀糊便每天3~4次,小便换尿片不少于6次,一般小便量是吃奶次数的3倍。

三、母乳按哺乳期分类

（1）初乳：产后前七天内的乳汁，呈黄色黏稠状，含较高免疫球蛋白、脂肪及糖分较低、丰富的牛磺酸及矿物质、维生素 A，初乳量少，每日 15~45 mL。

（2）过渡乳：产后 7~14 d 的乳汁，乳量有所增加、脂肪含量高、蛋白质和矿物质逐渐减少。

（3）成熟乳：产后半个月至 9 个月，此期产奶量达到最高峰，每天为 700~1 000 mL，蛋白质含量减少，脂肪含量仍然很高。

（4）晚乳：产后 10 个月以后的乳汁，总量减少，各种营养成分含量也减少。

四、母乳按每次哺乳分类

（1）前奶：比较稀薄，含有大量水分和免疫球蛋白，有解渴和提高抵抗力功效。

（2）后奶：较浓稠，含有大量乳清蛋白和脂肪，填饱婴儿肚子。

五、母乳营养成分

（1）蛋白质：乳白蛋白可促进糖的合成，在胃中遇酸后形成的凝块小，利于消化。而牛奶中大部分是酪蛋白，在婴儿胃中容易结成硬块，不易消化，使大便干燥。

（2）氨基酸：母乳中含牛磺酸较牛乳多。牛磺酸与胆汁酸结合，在消化过程中起重要作用，它可维持细胞的稳定性。

（3）乳糖：母乳中所含乳糖比牛羊奶含量高，对婴儿脑发育有促进作用。母乳中所含的乙型乳糖，有间接抑制大肠杆菌生长的作用，还有助于钙的吸收。而牛乳中是甲型乳糖，能间接促进大肠杆菌的生长。

（4）脂肪：母乳中脂肪球少，且含多种消化酶，加上小儿吸吮乳汁时舌咽分泌的舌脂酶，有助于脂肪的消化。母乳对缺乏胰脂酶的新生儿和早产儿更为有利，其中的不饱和脂肪酸有益婴儿大脑和神经的发育。

（5）无机盐：母乳中钙磷的比例为 2:1，易于吸收，可防治佝偻病。牛奶中的钙磷比例为 1:2，不易被吸收。

（6）微量元素：母乳中锌的吸收率可达 59.2%，而牛乳仅为 42%。母乳中铁的吸收率为 45%~75%，而牛奶中铁的吸收率为 13%。此外，母乳中还有丰富的铜，对保护婴儿娇嫩心血管有很大作用。

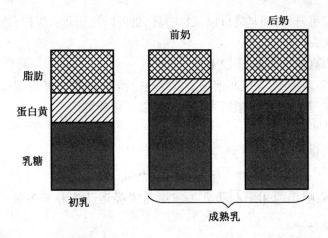

六、产妇不适宜母乳喂养的情况

1. 患有严重心脏病、肝脏疾病、肾脏疾病、精神病、癫痫病，以及心功能不全、传染性皮肤病者不宜母乳喂养。

2. 细菌或病毒会通过母体传染给新生儿，处于细菌或病毒急性感染期的乳母常需药物控制病情，大多数药物都可从乳汁中排出，这些药物对新生儿有不良影响。

3. 乳母患乳头疾病、产后并发症、恶性肿瘤、艾滋病等时，哺乳会造成乳母病情恶化，把病菌传染给新生儿。

4. 乳母剧烈运动会影响乳汁的质量，对婴儿不利。且人情绪变化的时候，体内的代谢是不同于安静状态的，会影响乳汁质量，此时哺乳不利于小儿健康。

5. 热水澡后不适宜立即哺乳，因为热水洗浴时，乳汁也为热气所侵，"热乳"可能会伤害到婴儿。古代的育儿指南就规定乳母应"定息良久，捏去热乳然后乳之"。

第五节　特殊乳房哺乳方法

一、特殊乳头

1. 扁平乳头

扁平乳头是指直径虽然在标准范围内，但乳头长度较短，约在 0.5 cm 以下。

哺乳技巧：多吸吮，扁平乳头不容易吸到口腔深处，只要多让新生儿吸吮，一段时间后可以正常哺乳，也可以使用乳头保护器辅助哺乳。

2. 小乳头

小乳头是指乳头直径与长度都在 0.5 cm 以下的乳头。

哺乳技巧：含乳晕多吸吮，和扁平乳头一样，新生儿不容易含住，让新生儿连乳晕一起含住即可,长时间坚持可以正常哺乳,也可以使用乳头保护器辅助哺乳。

3.巨大乳头

巨大乳头直径在 2.5 cm 以上。

哺乳技巧:多吸吮,在吸吮前用手指轻轻捻搓乳头,使之变得细长再开始哺乳。经过一段时间,新生儿会习惯巨大乳头就可以正常哺乳了。

4.凹陷乳头

乳头凹陷指乳头在乳晕中无法突出。

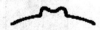

哺乳技巧:喂奶前用手刺激乳头或用霍夫曼运动法和乳头吸引器等使乳头凸出。

霍夫曼运动如下图所示。

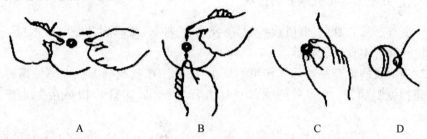

A   B   C   D

二、特殊乳房

1.悬垂乳

悬垂乳的整个乳房下垂,乳头在下部。悬垂乳造成输乳管弯曲,使部分乳汁积聚于乳房下方,既不利婴儿吸吮,也易使乳汁瘀积成块诱发乳腺炎。哺乳时用手将乳房托起,使输乳管与乳头保持平行位,以便于婴儿把乳房内乳汁吸空。

2.平坦乳

平坦胸多见于消瘦女性,乳房不够丰满突出会使婴儿吸吮困难。在哺乳前宜做热敷,按摩乳房牵拉乳头使其突出,哺乳时产妇上身前倾有利于婴儿吮奶。

第五节　吸奶器使用

1.吸奶器使用流程

准备工作 ⇨	1.环境准备:关好门窗,调节室温至26~28℃,请旁人回避,用隔帘或屏风遮挡,注意保护产妇隐私。 2.个人准备:洗手、衣着整洁。 3.物品准备:专用盆、专用毛巾、40~45℃的温开水、消毒好的吸奶器、消毒好的存奶瓶或存奶袋、干净的衣服(必要时)

清洗乳房 ⇨	暴露产妇乳房，做好保暖，用40~45℃的温毛巾温热敷乳房，同时用指食指和中指轻轻清洗乳头，检查输乳孔是否打开，以乳头为中心，环形擦洗乳头→乳晕→乳房，至彻底清洗干净 ⇨	1.注意保暖；热敷。 2.温开水温度适宜
热敷 ⇨	1.毛巾浸于40~45℃的热水，拧干后环包乳房，露出乳头，热敷每侧乳房5~10min。 2.用拇指和食指在乳晕边缘向下挤压乳窦，从每个乳房中轻轻挤出少许乳汁，以确保乳腺没有堵塞	
吸奶步骤 ⇨	1.准备已经清洁、消毒并安装好的吸奶器。 2.产妇坐姿以舒适为宜，放松身体并稍稍向前倾斜。 3.吸奶 (1)手动型吸奶器 ①将消毒好的吸奶器的广口罩在乳头周围的皮肤上，不让空气进入，以免漏气。 ②轻压把手，要有吸力作用在乳房上，吸力以舒适为宜。 ③乳汁流入吸奶器容器内，待没有压力时，再重复按压手柄。 (2)电动型吸奶器 ①安装好消毒后的吸奶器，检查各联结管是否通畅。 ②将吸奶器的广口罩在乳头周围的皮肤上，不要让空气进入，以免漏气失去吸力。 ③选择合适吸力，让乳汁流入吸奶器容器内。 4.用毛巾擦干乳房，挤少许乳汁涂在乳头及乳晕上，待其自然晾干。 5.协助产妇穿好衣服。 6.将吸奶容器内的乳汁倒入已消毒好的奶瓶或存奶袋中，盖好盖子或封口，放冰箱保存。 7.乳汁的储存不宜储存过久,宜复温后立即食用。低温(4~8℃)可存放6~8h；冷藏(小于4℃)存放3~5天；冷冻室可存放3~4个月 ⇨	话术: 这个力度可以吗？若不舒服请告诉我，我好调整 注意事项: 1.动作应轻柔，操作过程中多询问产妇感受，如果吸奶过程感觉痛苦，应立即停止并查找原因。 2.产妇应采取舒适体位再进行吸奶 3.注意给产妇保暖。 4.操作过程中注意保护产妇个人隐私。 5.乳汁的储存应谨慎，禁止给宝宝食用变质的乳汁

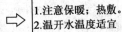

2.吸奶器的使用方法

(1)在椅子上面以舒服的姿势做好,身体前倾,打开吸奶器防尘盖,开始吸奶。(图(a))

(2)将乳头对准喇叭口的中心位置,同时将按摩硅胶紧贴乳房,防止空气泄露导致吸力不足。(图(b))

（3）用较舒适的力度握方手柄进行吸乳。（图（c））

（4）待吸乳完毕后，取下奶瓶。（图（d））

（5）取下奶瓶后，可盖上密封保险盖，放入冰箱冷藏或冷冻。（图（e））

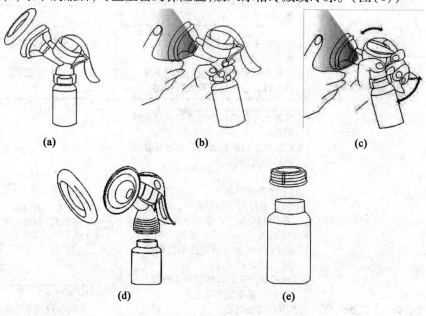

吸奶器的使用方法

二、电动吸奶器

1.使用前洗净手，用热毛巾擦洗乳房，奶水少的需热敷并按摩乳房。

2.按照产品使用说明书操作。

第六节　母乳储藏

一、储奶用具

储奶用具最好使用适宜冷冻的、密封良好的塑料制品，不要用金属制品。母乳中的活性因子会附着在玻璃或金属上，降低母乳的养分。装母乳的容器要留点空隙；不要装得太满或把盖子盖得很紧，以防容器冷冻结冰而胀破。最好将母乳分成小份（60～120 mL）冷冻或冷藏，方便根据新生儿的食量喂食。要贴上标签记上储奶日期如图所示。

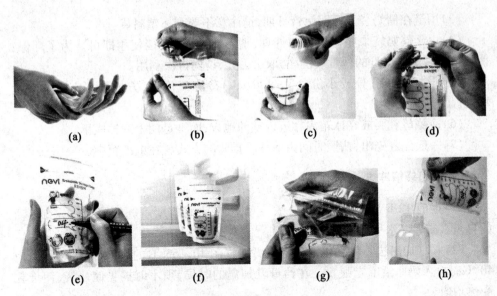

储奶袋的使用方法

（a）先将手洗干净；（b）沿着虚线将母乳袋撕开，打开密封条（手指勿进入袋内）；

（c）将准备好的母乳倒入母乳袋中；（d）装完母乳后，将袋内剩余部分的空气慢慢挤出，再压紧双重密封条；

（e）用记号笔在记号处上相应信息标识，以便查询；（f）将母乳放入冰箱，冷藏或冷冻保存；

（g）需要哺喂时，先将其化冻，然后将其第二道线撕开；

（h）打开第二道封线，将奶倒入奶瓶内，用暖奶器加热至 40 ℃左右，即可哺喂宝宝

二、储存时间

（1）新鲜母乳

在室温不高于 26 ℃的条件下保存 4 h；在 15～25 ℃的条件下保存 8 h；15 ℃以下保存 24 h；母乳不能保存在 37 ℃以上的条件。

（2）冷藏母乳

2～4 ℃可保存 8 天以上。将母乳放置在冰箱或冷藏室最冷的部位保存。如果冰箱不能保持恒温，应该在 3～5 天内将乳汁喂哺完。

（3）冰冻母乳

在冰箱的冷冻室储存母乳，可保存 6 个月。冷冻箱内不能存放其他物品，只能放母乳。

三、储奶注意事项

（1）母乳冷冻的时候会膨胀，为了安全地保管，请不要装满储奶袋，留些空隙。

（2）如果是储奶杯，不要装得太满或把盖子盖得很紧，以防容器冷冻结冰而胀破。

（3）用笔在储奶袋上标明保管日期，请注意不要刮坏塑料袋。

（4）由于储奶袋采用伽玛灭菌处理，请不要吹气，直接使用即可。为了环保，授乳结束后请将用过的保管袋洗净，取出丢弃，请勿再次利用。

（5）最好将母乳分成小份（60～120 mL）冷冻或冷藏，方便根据宝宝的食量喂食。

（6）冷藏母乳要放在冰箱内靠近内壁的地方，而不是门上的抽屉里。

（7）一般先进先出，按照时间由前往后排队的方式放在电冰箱中。

四、储奶袋解冻方法

（1）提前 12 h 从冷冻室拿出放入冷藏室，或者将需要解冻的储奶袋放在流动的自来水或者凉水里解冻。

（2）隔水加热法。母乳化开后将储奶袋放在 40～55 ℃的热水中，等母乳约为 40 ℃时放入奶瓶给宝宝喂食。在给母乳加温的时候，须不时摇晃储奶袋，使母乳受热均匀。

（3）不要采用微波或者沸水的方式解冻，因为突然的高温会使母乳里的营养分解，为了保证母乳营养不流失，要使用慢加热的方式解冻。

（4）母乳解冻后可保存 24 h。冷冻过的母乳可放在冷藏室过夜解冻或放在流动的凉水中，然后用较热的水使之融化；不需要进行消毒，喂奶前用温水将母乳温热 38～39 ℃即可，但不能再次冷冻。

第三章　中医基础知识

第一节　中医学基本理论

一、整体观

人体是由若干器官、组织等组成的复杂生物体，而各个器官、组织均具有不同的功能，各种功能相互影响、相互协调，决定了机体的整体和统一性，生理上可以相互协调，相互制约。

通过经络系统，以五脏为中心，把全身组织器官联系成有机的整体，这就是中医的"整体观"。

中医学的理论明确地阐述：人体整体的统一性是以五脏为中心，配以六腑，通过复杂的经络系统"内属于腑脏，外络于肢节"而实现的。这种"五脏一体"观，反映出人体内部器官的复杂关系，是相互关联而并非孤立的整体系统。它们在病理上也会互相影响，甚至会出现一个脏器的病变，传至另一脏腑，这就是中医学的"传变"。

所以，中医临床在调理、诊断、治疗疾病过程中，始终坚持这一科学理念。

人体是一个内外紧密联系的整体，因而内脏有病，可反映于相应的形体官窍，即所谓"有诸内，必形诸外"。

1. 诊断防治的整体性

人的局部与整体是辨证统一的，各脏腑、经络、形体、官窍等生理与病理必然的相互联系，相互影响。

2. 养生康复的整体性

人是形神合一的整体，中医学主张形神共养以养生维护健康，形神共调以康复治疗疾病。

3. 人与自然环境的统一性

人类生活在自然界中，自然环境的各种变化又可直接或间接地影响人体的生命活动。这种人与自然环境息息相关的认识，即是"天人一体"的整体观。

（1）自然环境对人体生理的影响

自然环境主要包括自然气候和地理环境，古人以"天地"名之。人在自然环境之中，天地阴阳二气不断的运动变化，故人的生理活动必然受到天地之气的影响而有相应的变化。

（2）自然环境对人体病理的影响

人类适应自然环境的能力是有限的。当气候变化过于急剧,超过人体的适应能力,或机体的调节功能失常,不能适应自然环境的变化时,就会导致疾病的发生。当人体正气充沛,适应,调节及抗病能力强,能够抵御外邪侵袭,一般不会发病;若气候特别恶劣,而人体正气不足以相对,抵御病邪的能力相对减退就会发病。

（3）自然环境与疾病防治的关系

自然环境的变化时刻影响着人的生命活动和病理变化,因而在疾病的防治过程中,必须重视外在自然环境与人体的关系,在养生防病中顺应自然规律,在治疗过程中遵循因时因地制宜的原则。《素问. 阴阳. 应象大论》说:"故治不法天之纪,不用地之理,则灾害至矣。"

4.人与社会环境的统一性

每个人都生活在特定的社会环境中,必然受到社会环境的影响,故人与社会环境既相互统一,有相互联系。

（1）社会环境对人体生理的影响

人所在社会环境和社会背景不同,造就个人的心身功能与体质的差异。

（2）社会环境对人体病理的影响

当社会环境变化时,人的社会地位,经济条件也随之而变。剧烈、骤然变化的社会环境,对人体生理机能造成较大的影响,从而损害人的心身健康。

（3）社会环境及疾病防治的关系

社会环境的改变主要通过影响人体的精神情志活动而对人体的生理机能和病理变化产生影响,因而预防和治疗疾病时,必须充分考虑社会因素对人体心身功能的影响,尽可能地创造有利的社会环境,获得有力的社会支持,并通过精神调摄提高对社会环境的适应能力,以维持心身健康,预防疾病的发生,并促进疾病好转。

综上所述,中医学的整体观念,坚持"以人为本",不仅认为人是生物人,注重自身整体的完整性,而且认为人是自然人、社会人,强调人与自然、社会环境的统一性。

二、辨证论治

"辨证"就是把四诊（望诊、闻诊、问诊、切诊）所收集的资料、症状和体征,通过分析、综合,辨清疾病的病因、性质、部位,以及邪正之间的关系,概括、判断为某种性质的证。论治,又称为"施治",即根据辨证的结果,确定相应的治疗方法。辨证是决定治疗的前提和依据,论治是治疗疾病的手段和方法。通过辨证论治的效果可以检验辨证论治的正确性。辨证论治的过程,就是认识疾病和解决疾病的过程。辨证和论治,是诊治疾病过程中相互联系不可分割的两个方面,是理论和实践相结合的体现,是理法方药在临床上的具体运用,是指导中医临床的基本原则。

第二节　阴阳五行学说

一、阴阳学说

任何事物均可以用阴阳来划分,凡是运动着的、外向的、上升的、温热的、明亮的都属于阳;相对静止的、内守的、下降的、寒冷的、晦暗的都属于阴。我们把对人体具有推进、温煦、兴奋等作用的物质和功能统归于阳,对人体具有凝聚、滋润、抑制等作用的物质和功能归于阴,阴阳是相互关联的一种事物或是一个事物的两个方面。

阴阳学说认为:自然界任何事物或现象都包含着既相互对立,又互根互用的阴阳两个方面。阴阳之间的对立制约、互根互用,并不是处于静止和不变的状态,而是始终处于不断的运动变化之中,"阴阳者,有名而无形"。

阴阳学说的基本内容包括阴阳对立、阴阳互根、阴阳消长和阴阳转化四个方面。在中医学理论体系中,处处体现着阴阳学说的思想。阴阳学说被用以说明人体的组织结构、生理功能及病理变化,并用于指导疾病的诊断和治疗。

就人体部位而言:上部为阳,下部为阴;体表为阳,体内为阴。

就人体背腹而言:背部为阳,腹部为阴。

就人体四肢而言:四肢外侧为阳,内侧为阴。

就人体筋骨皮肤而言:筋骨在内故为阴,皮肤在外故为阳。

就人体内脏而言:六腑传化物而不藏为阳,五脏藏精气而不泻为阴。

就人体五脏本身而言:心、肺居于上焦故为阳,肝、脾、肾居于中焦故为阴。

人体正常的生命活动,是阴阳两个方面对立统一、相互协调的结果。如以功能物质而言,功能属阳,物质属阴,人体的生理活动是以物质为基础的,没有物质运动就无以产生生理功能。人体功能与物质的关系,也就是阴阳相互依存、相互消长的关系。如果阴阳分离,人的生命也就终止了。

二、五行学说

五行,即金、木、水、火、土。五行学说认为世界上的一切事物,都是由金、木、水、火、土五种基本条件之间的运动变化而生成的。同时,还以五行之间的生、克关系来阐释事物之间的相互联系,认为任何事物都不是孤立的、静止的,而是在不断地相生、相克的运动之中维持着平衡。

肝属"木",喜条达疏泄而恶抑郁,木有生发的特性;心阳有温煦的作用,火有阳热的特性,故以心属"火";脾为生化之源,土有生化万物的特性,故以脾属"土";肺气主肃降,金有清肃、收敛的特性,故以肺属"金";肾有主水、藏精的功能,水有润下的特性,故以肾属"水"。

肾(水)之精以养肝,肝(木)藏血以济心,心(火)之热以温脾,脾(土)化生水谷精微以充肺,肺(金)清肃下行以助肾水,这就是五脏相互滋生的关系。

肺(金)气清肃下降,可以抑制肝阳的上亢;肝(木)的条达,可以疏泄脾土的壅郁;脾(土)的运化,可以制止肾水的泛滥;肾(水)的滋润,可以防止心火的亢烈;心(火)的阳热,可以制约肺金清肃得太过,这就是五脏相互制约的关系。

第三节 脏腑学说

一、概念

脏腑学说是通过观察人体外在现象,来研究人体内在脏腑的生理功能、病理变化及其相互关系的学说。

这些关系包括构成人体的基本结构——五脏、六腑、奇恒之腑、经络等全身组织器官的生理、病理及其相互关系;构成生命活动的物质基础——精、气、血、津液的生理、病理及其相互关系和与脏腑的关系。

二、五脏的功能

心主血脉,是全身血脉的总枢纽,心通过血脉将气血运送于周身;心又主神志,是精神、意识和思维活动的中心,在人体中处于最高主导地位。肝主疏泄,能调节人的情志活动,协助脾胃消化;肝又藏血,有贮藏血液、调节血量的作用。脾主运化,促进食物的消化、吸收和营养物的输布,为气血生化之源,故有后天之本之称;脾又统血,能统摄血液不致溢出于经脉之外。肺主气,司呼吸,是人体气体交换的场所,又能宣发卫气和津液于全身以温润肌腠皮肤。肾藏精,与人体生长发育和生殖能力密切相关,故有先天之本之称;肾又主水,在调节人体水液代谢方面起着重要作用。

三、六腑功能

六腑包括胆、胃、大肠、小肠、膀胱、三焦。六腑的生理功能虽各有不同,但其共同的生理特点是受盛和传化水谷。所谓"传化",有传导变化之意。所以,六腑主要是主管饮食物的受纳、传导、变化,并排泄食物的糟粕,故说"六腑以通为用"。以下分别介绍六腑。

1. 胆的生理功能

胆与肝直接相连,附于肝之短叶间,内贮胆汁。胆与肝又有经脉相互络属,故互为表里。胆的生理功能是贮藏和排泄胆汁,以助饮食物的正常消化。胆汁,为清净之液。味苦,色黄绿,由肝之精气所化生,汇集于胆,泄于小肠,以助水谷之纳化,故为脾胃运化功能得以正常进行的重要条件。

因胆汁直接有助于食物的消化,故胆为六腑之一。但是,由于胆本身并无传化食物的生理功能,且贮藏精汁,与胃、肠等有别,故又属奇恒之腑。

2. 胃的生理功能

胃,又称胃脘,分上、中、下三部。上部称上脘,包括贲门部分;中部称中脘,即胃体部位;下部称下脘,包括幽门部分。胃的主要生理功能是受纳与腐熟水谷,胃以降为和。胃与脾又有经脉相互络属,互为表里。

3. 小肠的生理功能

小肠是一个相当长的管道器官,位居腹中,其上口在幽门处与胃之下口相接,其下口在阑门处与大肠之上口相连。小肠的主要生理功能是受盛、化物和泌别清浊。小肠与心有经脉相互络属,故小肠与心互为表里。

4. 大肠的生理功能

大肠居于下腹中,其上口在阑门处与小肠相接,其下端紧接肛门。大肠的主要生理功能是转化糟粕,并吸收部分水液。大肠与肺有经脉相互络属,故互为表里。

5. 膀胱的生理功能

膀胱位于小腹中央,为贮尿的器官。膀胱的主要生理功能是贮尿和排尿。膀胱和肾直接相通,二者又有经脉相互络属,故膀胱与肾互为表里。

6. 三焦的生理功能

三焦亦为六腑之一,在人体十二脏腑中,唯它最大,故又有"孤府"之称。三焦的生理功能,可以从整体和局部两个角度来理解。

第四节 体质辩证

体质具有个体差异性和群类趋同性,因而根据体质特征可以将人的体质分为9种基本类型,即平和质、气虚质、阳虚质、阴虚质、痰湿质、湿热质、瘀血质、气郁质、特禀质。辨体质类型论治,就是以不同体质类型为对象,研究用药物改善体质之偏颇,达到未病先防和治病求本的目的。

一、平和质

(1)体质特征:体形匀称健壮,面色红润,精力充沛,发色黑有光泽,性格开朗,胃纳佳,二便正常,舌淡红,苔薄白,脉和缓。

(2)形成因素:先天禀赋良好,或后天调养得当。

(3)发病倾向:对四时、寒暑及地理环境适应能力强,患病较少。

(4)调理:注意养生保养,饮食有节,劳逸结合,生活规律,坚持锻炼。

二、痰湿质

(1)体质特征:形体肥胖,面色淡黄而暗,多脂,口黏痰多,胸闷身重,肢体不爽,苔多滑腻,脉滑或弦滑。

(2)形成因素:痰湿质者多脾虚失司,水谷精微运化障碍,以致湿浊留滞。成因于先天遗传,或后天过食肥甘以及病后水湿停聚。

(3)发病倾向:易患消渴、中风、眩晕、胸痹、咳喘、痛风、痰饮等病证。

(4)调理:健脾利湿,化痰泄浊。

三、湿热质

(1)体质特征:面垢油光,易生痤疮,常口干、口苦、口臭、便干、尿赤、性情多急躁易怒,舌质红,苔薄黄或黄腻,脉滑或弦滑。

(2)形成因素:湿热质者多湿热蕴结不解,形成于先天禀赋或久居湿地。

(3)发病倾向:易患疮疖、黄疸、热淋、血衄、带下等病证。

(4)调理:分消湿浊,清泄伏火。

四、瘀血质

(1)体质特征:以瘦人居多,面色常暗,发易脱落,红丝攀睛,肌肤或甲床或瘀斑,心烦心悸,健忘,舌质多暗,有瘀点,脉细或涩。

(2)形成因素:瘀血质者多血脉瘀滞不畅。多因先天遗传,后天损伤,起居失度,久病血瘀等所致。

(3)发病倾向:易患眩晕、胸痹、中风、症瘕病变,常有出血倾向。

(4)调理:活血祛瘀,疏利通络。

五、气郁质

(1)体质特征:多形体偏瘦,亦可见于其他体形,性格内向脆弱,对精神刺激应激能力差,常忧郁不乐,易惊悸,失眠多梦,食欲不振,喜太息,或咽中异物感,或胁胀窜痛,脉弦。

(2)形成因素:气郁质者多气机郁滞,其形成与先天遗传及后天情志所伤有关。

(3)发病倾向:易患郁证、脏躁、百合病、梅核气、不寐、癫证等。

(4)调理:疏肝行气,开其郁结。

六、气虚质

(1)体质特征:形体偏虚胖或胖瘦均有,平素易乏力,倦怠少气,面色微黄或苍白,唇色淡白,毛发不华,性格喜静懒言,偏于肺气虚者易喷嚏、流清涕,舌质淡,脉细弱。

（2）形成因素：气虚质者多元气虚弱，主要成因在于先天不足、后天失养或病后气亏。

（3）发病倾向：常自汗，易患感冒、哮喘、眩晕或兼有过敏。

（4）调理：培补元气，补气健脾。

七、阳虚质

（1）体质特征：常见形体肥胖，畏寒怕冷，腰背为著，性格多沉静内向，精神萎靡，毛发易落，目光灰暗，大便多溏，小便清长，舌胖淡或有齿印，苔薄滑，脉沉或沉迟。

（2）形成因素：阳虚质者多元阳不足。可由于先天禀赋不足，如属父母年老体衰晚年得子，或由于母体妊娠调养失当，元气不充；或因后天失调，喂养不当，营养缺乏；或中年以后劳倦内伤，房事不节，渐到年老阳衰及肾等。

（3）发病倾向：易患痰饮、肿胀、泄泻、阳痿、惊悸等病证。

（4）调理：补肾温阳，益火之源。

八、阴虚质

（1）体质特征：多见形体瘦长，面色潮红，咽干口燥，手足心热，性情多急躁易怒，常失眠多梦，舌红少苔，脉细或细数。

（2）形成因素：阴虚质者多真阴不足，其成因与先天本弱、后天久病、失血、积劳伤阴有关。

（3）发病倾向：易患咳嗽、消渴、闭经、内伤发热等病证。

（4）调理：滋补肾阴，壮水制火。

九、特禀质

（1）体质特征：有先天缺陷，或有和遗传相关疾病的表现。如先天性、遗传性的生理缺陷，先天性、遗传性疾病，过敏性疾病，原发性免疫缺陷等。过敏体质者，常表现为对季节气候适应能力差，皮肤易出现划痕，易形成风团、瘾疹、咳喘等。

（2）形成因素：特禀质是由于先天性或遗传因素所形成的一种特殊体质状态。主要原因是肺气不足、卫表不固、津亏血热。

（3）发病倾向：特禀质的发病，凡遗传性疾病者，多表现为亲代有相同疾病，或出生时即有固定缺陷。过敏体质者则易患花粉症、哮喘等，并易引发宿疾及药物过敏。

（4）调理：临床对于先天性、遗传性疾病或生理缺陷，一般无特殊调治方法。可从亲代调治，防止疾病遗传。过敏质者或益气固表，或凉血消风，总以纠正过敏体质为法。

第五节 经络与腧穴

一、十二经络与四络脉

十二经脉是经络系统的主体,具有表里经脉相合,与相应脏腑络属的主要特征。

十二经为肺经、大肠经、胃经、脾经、心经、小肠经、膀胱经、肾经、心包经、三焦经、胆经、肝经,又可细分为手太阴肺经、手阳明大肠经、足阳明胃经、足太阴脾经、手少阴心经、手太阳小肠经、足太阳膀胱经、足少阴肾经、手厥阴心包经、手少阳三焦经、足少阳胆经、足厥阴肝经。

四络脉为:任脉、督脉、冲脉、带脉。

1. 手太阴肺经

手太阴肺经为十二经脉之一,手三阴经之一,与手阳明大肠经相表里,上接足厥阴肝经于肺内,下接手阳明大肠经于食指。经脉分布于胸前、上肢内侧前、拇指桡侧。其络脉、经别分别与之内外相连,经筋分布于外部。本经首穴是中府,末穴是少商,左右各11穴。

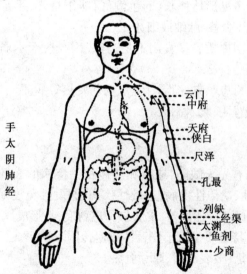

手太阴肺经

云门
中府
天府
侠白
尺泽
孔最
列缺
经渠
太渊
鱼剂
少商

本经腧穴通过针灸主要配合治疗有关"肺"方面所发生的病症,如咳嗽、气急、喘息、心烦、胸闷,上臂、前臂的内侧前缘酸痛或厥冷或掌心发热。

2. 手阳明大肠经

手阳明大肠经为十二经脉之一,手三阳经之一,与手太阴肺经相表里,上接手太阴肺经于食指,下接足阳明胃经于鼻旁。经脉分布于食指、上肢外侧前、肩前、颈、颊、鼻旁。其络脉、经别分别与之内外相连,经筋分布于外部。本经首穴是商阳,末穴是迎香,左右各 20 穴。

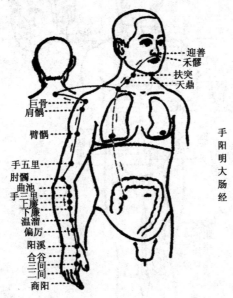

本经穴通过针灸主要配合治疗齿痛、颈肿。

3. 足阳明胃经

足阳明胃经简称胃经,本经一侧 45 穴(左右两侧共 90 穴合天九之极,应土生金之意,胃属土,45 属金,90 属金,也可译为经络生穴位之观点),其中 15 穴分布于下肢的前外侧面,30 穴在腹、胸部与头面部。首穴承泣,末穴厉兑,主治肠胃等消化系统、神经系统、呼吸系统、循环系统某些病症和咽喉、头面、口、牙、鼻等器官病症,以及本经脉所经过部位之病症。

足阳明胃经主要治疗:肠鸣腹胀、腹痛、胃痛、腹水、呕吐或消谷善饥、口渴、咽喉肿痛、鼻衄、胸部及膝髌等本经循行部位疼痛、热病、发狂等证。

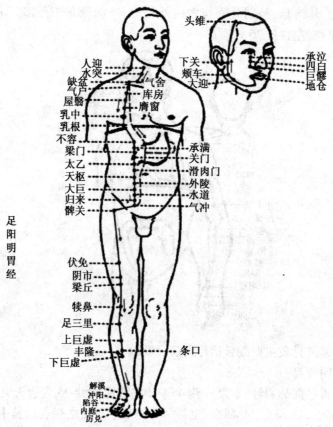

足阳明胃经

4. 足太阴脾经

足太阴脾经简称脾经,循行部位起于足大趾内侧端(隐白穴),沿内侧赤白肉际,上行过内踝的前缘,沿小腿内侧正中线上行,在内踝上 8 寸处,交出足厥阴肝经之前,上行沿大腿内侧前缘,进入腹部,属脾,络胃,向上穿过膈肌,沿食道两旁,连舌本,散舌下。本经脉分支从胃别出,上行通过膈肌,注入心中,交于手少阴心经。

本经腧穴通过针灸主要配合治疗:脾胃病,妇科,前阴病及经脉循行部位的其他病证,如胃脘痛、食则呕、嗳气、腹胀、便溏、黄疸、身重无力、舌根强痛、下肢内侧肿胀、厥冷、足大趾运动障碍等。

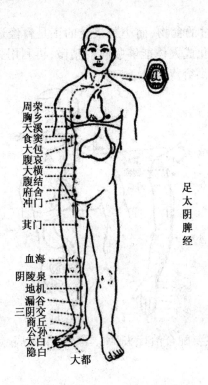

荣乡溪窦
周胸天食大腹大腹府冲门
胸天食包哀横结舍门
其门

足太阴脾经

血海
阴陵泉
地机
漏谷
三阴商公太白
阴交丘孙白
大都

5. 手少阴心经

手少阴心经与手太阳小肠经相表里,上接足太阴脾经于心中,下接手太阳小肠经于小指。经脉分布于腋下、上肢内侧后缘、掌中及手小指桡侧。其络脉、经别分别与之内外连接,经筋分布于外部。本经首穴是极泉,末穴是少冲,左右各9穴。

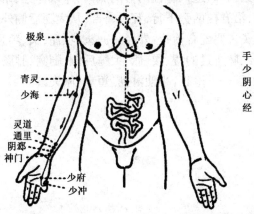

极泉

青灵
少海

灵道
通里
阴郄
神门
少府
少冲

手少阴心经

本经腧穴通过针灸主要配合治疗:心、胸、神志病及经脉循行部位的其他病证。治疗心脏病常用极泉、阴郄、神门;治疗神志病常用神门、少冲;治疗舌咽病用通里、阴郄;治疗血证常用阴郄;治疗上肢内侧后缘痛、麻可用极泉、青灵。

6. 手太阳小肠经

手太阳小肠经起于少泽,止于听宫,黄帝内经云:小肠者,受盛之官,化物出焉。

"受盛"指接受初步加工过的食物,而小肠接受的正是胃经过初步消化过的水谷。小肠将这些水谷腐熟,转化成人体能够吸收的精微,再利用脾将其上输心肺,输布全身,为全身各组织器官供给营养。

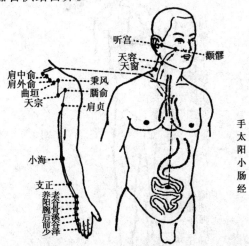

手太阳小肠经

本经腧穴通过针灸主要配合治疗头、项、耳、目、咽喉病,热病,神志病及经脉循行部位的其他病证。

7.足太阳膀胱经

足太阳膀胱经从头顶部分出,到耳上角部。直行本脉从头顶部分别向后行至枕骨处,进入颅腔,络脑,回出分别下行到颈部,下行交会于大椎穴,再分左右沿肩胛内侧,脊柱两旁,到达腰部,进入脊柱两旁的肌肉,深入体腔,络肾,属膀胱。本经脉一分支从腰部分出,沿脊柱两旁下行,穿过臀部,从大腿后侧外缘下行至腘窝中。

本经腧穴通过针灸主要配合治疗:外经——头、项痛,头、项强痛,眼痛多泪,鼻塞,流涕,鼻血,痔疮,经脉所过的背、腰、骶、大腿后侧、腘窝、腓肠肌等处疼痛,足小趾不能运用,疟疾。内脏——癫狂,小便淋沥、短赤,尿失禁。

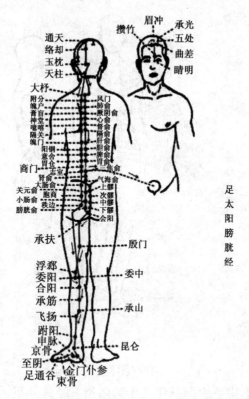

足太阳膀胱经

8.足少阴肾经

足少阴肾经简称肾经,共 27 穴,左右合 54 穴,起于小趾之下,斜走足心,出于然谷之下,循内踝之后,别入跟中,以上踹内,出腘内廉,上股内后廉,贯脊属肾,络膀胱。足少阴肾经与足太阳膀胱经相表里。主治泌尿生殖系统、神经精神方面病症,呼吸系统、消化系统和循环系统某些病症,以及本经脉所经过部位的病症。足少阴肾经,流注时辰为下午五至七点,即酉时。若小孩身体不好,在三至五岁时,父母可轻轻指压其脊骨两侧,从头椎至腰椎,能引导虚热下降,肾阳不足,水肿病会加强于肾经,肾脏强者才能长寿。

本经腧穴通过针灸主要配合治疗:妇科、前阴、肾、肺、咽喉病证,如月经不调、阴挺、遗精、小便不利、水肿、便秘、泄泻,以及经脉循行部位的病变。

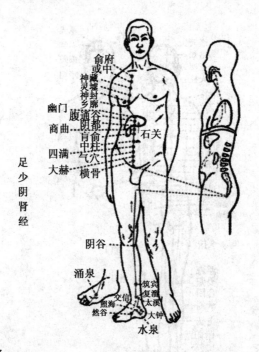

足少阴肾经

9.手厥阴心包经

手厥阴心包经为十二经脉之一，手三阴经之一，与手少阳三焦经相表里，上接足少阴肾经于胸中，下接手少阳三焦经于无名指。经脉分布于胸胁、上肢内侧中间、掌中、中指。其络脉、经别分别与之内外相连，经筋大体分布于经脉的外部。本经首穴是天池，末穴是中冲，左右各9穴。

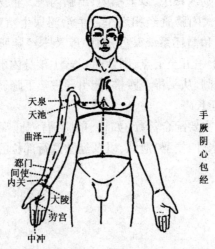

手厥阴心包经

本经腧穴通过针灸主要配合治疗：心胸烦闷、心痛、掌心发热。

10.手少阳三焦经

手少阳三焦经为十二经脉之一，手三阳经之一，与手厥阴心包经相表里，上接手厥阴心包经于无名指,下接足少阳胆经于目外眦。其经脉分布于上肢外侧中间、肩颈和头面。其络脉、经别分别与之内外相连,经筋大体分布于经脉的外部。本经首穴是关冲,末穴是丝竹空,左右各23穴。

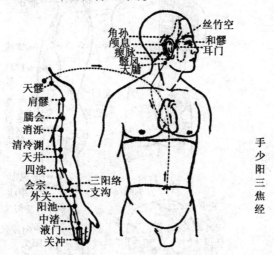

本经腧穴通过针灸主要配合治疗:耳聋、咽肿、喉痹。是主气所生病者,汗出,目锐眦痛,颊肿,耳后、肩、臑、肘、臂外皆痛,小指次指不用。

11. 足少阳胆经

足少阳胆经简称胆经,是人体十二经脉之一,共44穴,原穴为丘墟穴,络穴为光明穴,少阳是阳气初生的经络,所以它能治疗发热病,主要大致在足部以下,它的性质介于阴阳明之间。足少阳胆经起于瞳子髎穴,止于足窍阴穴,左右各44穴。

主经腧穴通过针灸主要配合治疗:偏头痛,颔痛,目痛,腋下肿,瘰疬,沿胸、胁、肋、髋、膝外侧或小腿外侧等经脉所过部位的疼痛,汗出振寒,疟疾。

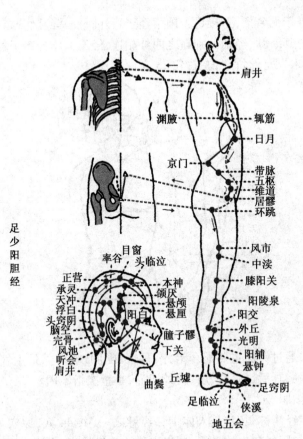

足少阳胆经

12. 足厥阴肝经

足厥阴肝经简称肝经,该经一侧有 14 个穴位(左右两侧共 28 穴),从大趾背毫毛部开始(大敦),向上沿着足背内侧(行间、太冲),离内踝一寸(中封),上行小腿内侧(会三阴交;经蠡沟、中都、膝关),离内踝八寸处交出足太阴脾经之后,上膝腘内侧(曲泉),沿着大腿内侧(阴包、足五里、阴廉),进入阴毛中,绕过阴器,至小腹(急脉;会冲门、府舍、曲骨、中极、关元),挟胃,属于肝,络于胆(章门、期门);向上通过膈肌,分布胁肋部,沿气管之后,向上进入颃颡(喉头部),连接目系(眼球后的脉络联系),上行出于额部,与督脉交会于头顶。另一支脉:从"目系"下向颊里,环绕唇内。另一支脉:从肝分出,通过膈肌,向上流注于肺(接手太阴肺经)。

本经腧穴通过针灸主要配合治疗:肝病、妇科病、前阴病以及经脉循行部位的其他病证。如腰痛、胸满、呃逆、遗尿、小便不利、疝气、少腹肿等证。

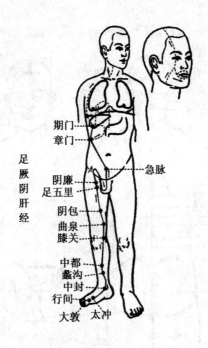

足厥阴肝经

期门
章门
急脉
阴廉
足五里
阴包
曲泉
膝关
中都
蠡沟
中封
行间
大敦 太冲

13. 任脉

任脉有"阴脉之海"之称。任脉起于胞中,止于下颌,共有关元、气海等24腧穴。此经主要有调节阴经气血、调节月经的作用,主要治疗经脉循行部位的相关病症。

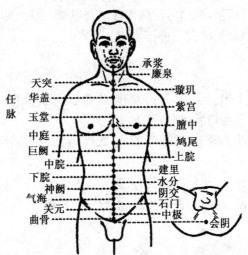

任脉

承浆
廉泉
天突
华盖
玉堂
中庭
巨阙
中脘
下脘
神阙
气海
关元
曲骨
璇玑
紫宫
膻中
鸠尾
上脘
建里
水分
阴交
石门
中极
会阴

此经腧穴通过针灸主要配合治疗:少腹、脐腹、胃脘、胸、颈、咽喉、头面等局部病症和相应的内脏病症,部分腧穴有强壮作用,可治疗神志病症。

14. 督脉

督脉起于小腹内胞宫,下出会阴部(也有说起于长强穴),向后行于腰背正中至尾骶部的长强穴,沿脊柱上行,经颈后部至风府穴,进入脑内,沿头部正中线,上行至巅顶百会穴,经前额下行鼻柱至鼻尖的素髎穴,过人中,至上齿正中的龈交穴。

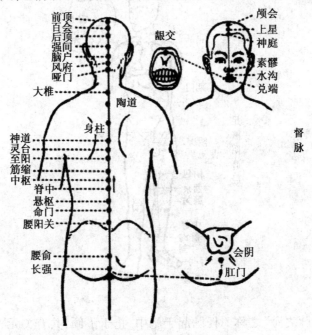

本经腧穴通过针灸主要配合治疗:神志病,热病,腰骶、背、头颈局部病证及相应的内脏疾病。如颈项强痛、角弓反张等症。督脉督一身之阳气,只要是阳气衰弱都可以在督脉上找到合适的穴位进行治疗。

15.冲脉

(1)循行部位:

冲脉起于胞中,下出会阴,从气街部起,与足少阴经相并,挟脐上行,散布于胸中,再向上行,经喉,环绕口唇,到目眶下。

分支:从少腹输注于肾下,浅出气街,沿大腿内侧进入腘窝,再沿胫骨内缘,下行到足底。

分支:从内踝后分出,想前斜入足背,进入大趾。

分支:从胞中分出,向后与督脉相通,上行于脊柱内。

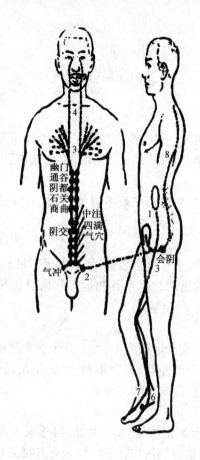

（2）基本机能：

①调节十二经气血；

②与女子月经及孕育机能有关。

16. 带脉

（1）循行部位

带脉起于季肋，斜向下行到带脉穴，绕身一周，"束带二前垂"，环形于腰腹部，并于带脉穴处再向前下方沿髂骨上缘斜行到少腹。

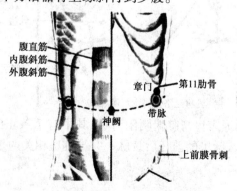

(2)基本机能:

a. 约束纵行诸经;

b. 主司妇女带下。

二、经络与乳房健康

中医认为乳房的健康与经络气血密切相关,女性经络是否通畅,气血津液是否充足不仅关系到身体健康,而且关系到乳房的健康,比如乳房的大小、丰满程度等。

1. 肾经与乳房健康

肾为人体先天之本,肾精是否充盈不但关系到妇女的经、产、带、胎,而且关系到乳房的健康。

2. 脾经与乳房健康

脾胃是人体后天之本,水谷化生之源,如果先天不足,可以通过后天弥补,因此女性乳房的健康程度与脾胃的化生水谷和运行气血息息相关,调理脾胃经可以使女性乳房更健康。

3. 肝经与乳房健康

肝主疏泄,藏血生血,女子以血为本,由于女子在生理期要流失大量的血液,乳房的健康需要血养,如果肝脏不好,疏泄不利、生血不足,乳房就成了无源之水、无本之木,因此肝经是否通畅影响乳房的健康。

4. 心经与乳房的健康

心主血,心藏神,心为五脏之大主,肺主气,司呼吸为人体与自然交流的通道,心肺功能是否健全、经络是否通畅与乳房的健康有直接关系。

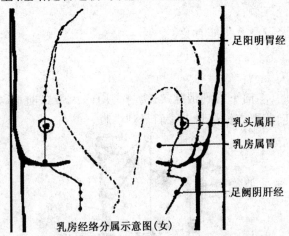

乳房经络分属示意图(女)

人体有12条,沟通表里与脏腑阴阳对称,其中有7条正经与胸部乳房贯穿表里(这7条加上奇经八脉里的前任后督脉一共与乳房相关的是9条)。

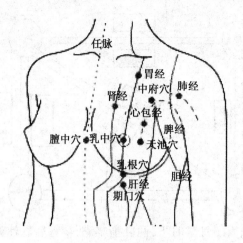

第六节　精、气、血、津液与乳房健康

气、血、津液是构成人体的物质基础,也是维持人体生命活动的基本物质。气、血、津液是人体脏腑、经络等组织器官生理活动的产物,也是组织器官进行生理活动的物质基础。气:不断运动具有很强活力、极其细微的物质。血:循行脉内的红色液体。津液:人体内除血液外液体的总称。

1.气的生理功能

(1)推动作用:推动和激发人体生长发育以及各脏腑经络的生理功能。

(2)温煦作用:阳气能产生热量,温煦人体的作用。血和津液都是液体,需要气的温煦才能正常运行。

(3)防御作用:维护肌肤,防御邪气的作用。

(4)固摄作用:统摄和控制体内的液体,不使其无故流失。

2.血的生理功能

(1)营养滋润全身:对全身各脏腑组织器官起着营养和滋润的作用。

(2)神志活动的物质基础:人精力充沛,神志清醒,感觉灵敏。不管何种原因造成的血虚,均可出现精神不振、健忘、失眠、多梦的现象。

3.津液的功能

(1)滋润濡养:能滋润皮肤,温养肌肉,使肌肉丰润。

(2)化生血液:津液经络渗入血脉中成为化生血液的基本成分之一。

(3)调节阴阳。

(4)排泄废物。

4.乳房的生长发育与气、血、津液的关系

乳房的生长发育和分泌乳汁的功能都和脏腑、经络、气血等的生理功能密切相关。乳房虽属局部器官,但都通过经脉的纵横联系,与内在脏腑形成一个有机的整体,并通过精、气、血、津液的作用来完成其功能活动。

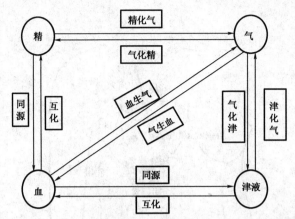

肾气盛则天癸至,女子月事时下,两乳渐丰满,孕育后乳汁充盈而哺;脾胃为气血生化之源,乳汁由脾胃水谷之精华所化生,脾胃气壮则乳汁多而浓,反之则少而淡。

第七节 催乳常用穴位

一、头部穴位

(1)神庭:头部,前发际正中直上 0.5 寸,属督脉,可配合治疗癫痫、惊悸、失眠、头痛。

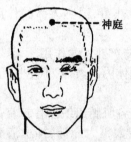

(2)百会:头部,前发际正中直上 5 寸,属督脉,可配合治疗眩晕、昏厥癫狂、脱肛、阴挺。

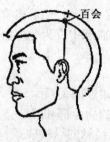

(3)风府:颈后区,枕外隆凸直下,两侧斜方肌之间的凹陷中,属督脉,可配合

治疗头痛、目眩、咽喉肿痛、癫狂。

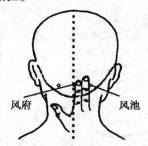

风府 风池

（4）风池：颈后区，枕骨下，胸锁乳突肌上端与斜方肌上端之间的凹陷中，属胆经，可配合治疗眩晕、失眠、目视不明、鼻塞、颈项强痛。

二、胸部穴位

（1）天突：颈前区，胸骨上窝中央，前正中线上，属任脉，可配合治疗咳喘、咽喉肿痛、呃逆。

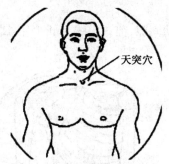

天突穴

（2）璇玑：胸部，胸骨上窝下1寸，前正中线上，属任脉，可配合治疗胸痛、咳嗽、气喘。

（3）华盖：胸部，横平第1肋间隙，前正中线上，属任脉，可配合治疗胸胁胀痛、气喘、咳嗽。

（4）紫宫：胸部，横平第2肋间隙，前正中线上，属任脉，可配合治疗胸痛、咳嗽、气喘。

（5）玉堂：胸部，横平第3肋间隙，前正中线上，属任脉，可配合治疗胸痛、咳嗽、气喘、呕吐。

（6）中庭：胸部，剑胸结合中点处，前正中线上，属任脉，可配合治疗胸胁胀满、噎膈、反胃、饮食不下。

（7）膻中：胸部，横平第4肋间隙，前正中线上，属任脉，可配合治疗气喘、胸闷痛、心悸、乳汁少、呃逆。

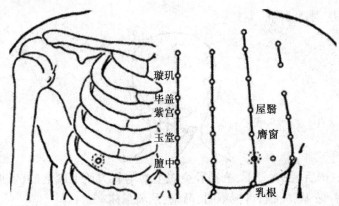

(8)乳中:胸部,乳头中央,属胃经。

(9)膺窗:胸部,第3肋间隙,前正中线旁开4寸,属胃经,可配合治疗咳嗽、气喘、胸胁胀痛、乳痈。

(10)屋翳:胸部,第2肋间隙,前正中线旁开4寸,属胃经,可配合治疗咳嗽、气喘、胸胁胀痛、乳痈。

(11)库房:胸部,第1肋间隙,前正中线旁开4寸,属胃经,可配合治疗咳嗽、胸胁胀痛。

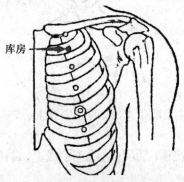

(12)中府:胸部,横平第1肋间隙,锁骨下窝外侧,前正中线旁开6寸,属肺经,可配合治疗咳嗽、气喘、胸痛、胸部胀满、肩背痛。

(13)云门:胸部,锁骨下窝凹陷中,肩胛骨喙突内缘,前正中线旁开6寸,属肺经,可配合治疗咳嗽、气喘、胸痛、胸中烦满、肩臂痛。

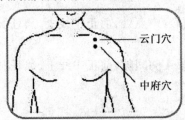

(14)神封:胸部,第4肋间隙,前正中线旁开2寸,属肾经,可配合治疗咳嗽、气

喘、呕吐、胸胁胀满、乳痈。

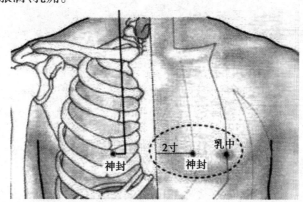

（15）乳根：（见（11）后图）胸部，第5肋间隙，前正中线旁开4寸，属胃经，可配合治疗咳嗽、气喘、胸痛、乳痈、乳汁少。

（16）渊腋：胸外侧区，第4肋间隙中，在腋中线上，属胆经，可配合治疗胸满、腋下肿、胁痛、臂痛不举。

（17）辄筋：胸外侧区，第4肋间隙中，腋中线前1寸，属胆经，可配合治疗胸满、胁痛、气喘。

（18）气户：胸部，锁骨下缘，前正中线旁开4寸，属胃经，可配合治疗气喘、咳嗽、呃逆、胸部胀满、胸胁痛。

三、腹部穴位

（1）期门：胸部，第6肋间隙，前正中线旁开4寸，属肝经，可配合治疗胁痛、吐逆、乳痈、郁证、热病

（2）日月：胸部，第7肋间隙中，前正中线旁开4寸，属足少阳胆经，可配合治疗胁痛、吞酸、呕逆、黄疸、乳痈。

（3）关元：下腹部，脐中下3寸，前正中线上，属任脉，可配合治疗遗精、小便不利、月经不调、带下、泄泻、脱肛。

（4）气海：下腹部，脐中下1.5寸，前正中线上，属任脉，可配合治疗阳痿、泄泻、月经不调、带下、气喘。

（5）神阙：脐区，脐中央，属任脉，可配合治疗腹痛肠鸣、脱肛、泄泻不止。

（6）中脘：上腹部，脐中上4寸，前正中线上，属任脉，可配合治疗胃痛、吐泻、黄疸、饮食不化、失眠。

（7）中极：股前区，髌底内侧端上2寸，股内侧肌隆起处，属足太阴脾经，可配合治疗月经不调、风疹、湿疹、丹毒、股内侧痛。

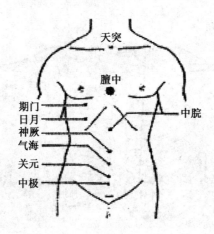

二、上肢穴位

(1)神门:腕前区,腕掌侧远端横纹尺侧端,尺侧腕屈肌腱的桡侧缘,属手少阴心经,可配合治疗惊悸、健忘、不寐、癫狂痫、痴呆。

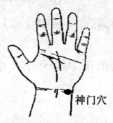

(2)曲池:肘区,尺泽与肱骨外上髁连线的中点处,属大肠经,可配合治疗热病、咽喉肿痛、目赤痛、风疹、上肢不遂。

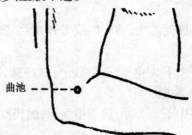

(3)少泽:手指,小指末节尺侧,指甲根角侧上方0.1寸(指寸),属手太阳小肠经,可配合治疗咽喉肿痛、目赤、昏厥、乳痈、乳少。

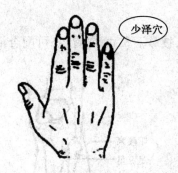

少泽穴

三、肩部穴位

（1）大椎：脊柱区，第 7 颈椎棘突下凹陷中，后正中线上，属督脉，可配合治疗疟疾、热病、癫痫、咳喘、脊背强急。

（2）肩井：肩胛区，第 7 颈椎棘突与肩峰最外侧点连线的中点处，属胆经，可配合治疗颈项肩背痛、臂不举、乳痈、难产。

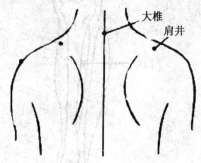

大椎

肩井

四、下肢穴位

（1）梁丘：股前区，髌底上 2 寸，股外侧肌与股直肌肌腱之间，属胃经，可配合治疗膝胫酸痛、下肢不遂、胃痛、乳痈。

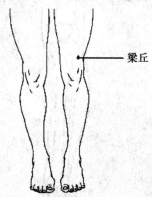

梁丘

（2）阳陵泉：小腿外侧，腓骨头前下方凹陷中，属胆经，可配合治疗下肢痿痹、胁肋痛、口苦、呕吐、黄疸。

(3)足三里:小腿外侧,犊鼻下 3 寸,属胃经,可配合治疗消化道疾病、乳痈、膝胫酸痛、虚劳羸瘦、癫狂。

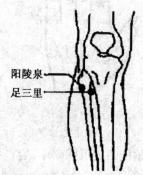

(4)上巨虚:小腿外侧,犊鼻下 6 寸,犊鼻与解溪连线上,属胃经,可配合治疗腹痛、腹胀、泄泻、便秘、肢痿痹。

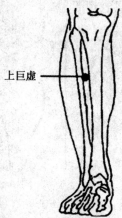

(5)下巨虚:小腿外侧,犊鼻下 9 寸,犊鼻与解溪连线上,属胃经,可配合治疗泄泻、小腹痛、腰脊痛引睾丸、下肢痿痹、乳痈。

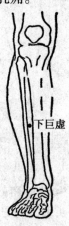

(6)光明:小腿外侧,外踝尖上5寸,腓骨前缘,属胆经,可配合治疗下肢痿痹、目视不明、目痛、夜盲、乳房胀痛。

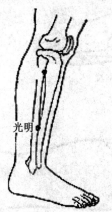

(7)三阴交:小腿内侧,内踝尖上3寸,胫骨内侧缘后际,属脾经,可配合治疗腹痛腹胀、妇科诸症、男科诸症、遗尿、失眠。

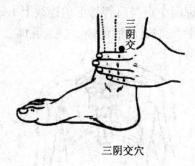

三阴交穴

四、脚部穴位

(1)足临泣:足背,第4,5跖骨结合部的前方,第5趾长伸肌腱外侧凹陷中,属足少阳胆经,可配合治疗头痛、目眩、乳房胀痛、月经不调、足跗肿痛。

(2)太冲:足背,第1,2跖骨间,跖骨底结合部前方凹陷中,或触及动脉搏动,属肝经,可配合治疗眩晕、目赤肿痛、失眠、郁证、崩漏。

(3)地五会:足背,第4,5跖骨间,第4跖趾关节近端凹陷中,属足少阳胆经,可配合治疗目眦痛、耳鸣、乳痈、乳房胀痛、足跗肿痛。

(4)涌泉:足底,屈足卷趾时足心最凹陷中,属肾经,可配合治疗头痛、咽喉不利、舌干、二便不利、昏厥。

(5)行间:足背,第1,2趾间,趾蹼缘后方赤白肉际处,属肝经,可配合治疗头痛、雀目、肋痛、小便不利、癫证。

(6)足窍阴:第4趾节外侧,趾甲根角侧后方0.1寸(指寸),属足少阳胆经,可配合治疗偏头痛、耳鸣耳聋、目痛、多梦、热病。

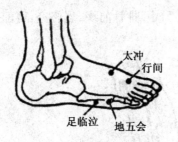

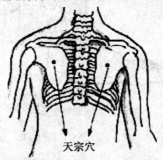

五、背部穴位

(1)天宗:肩胛区,肩胛冈中点与肩胛骨下角连线上 1/3 与下 2/3 交点凹陷中,属小肠经,可配合治疗肩胛痛、肘臂外后侧痛、气喘、乳痈。

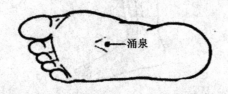

天宗穴

(2)脾俞:脊柱区,第 11 胸椎棘突下,后正中线旁开 1.5 寸,属膀胱经,可配合治疗脘腹胀痛、吐泻、月经过多、水肿、纳呆。

(3)肝俞:脊柱区,第 9 胸椎棘突下,后正中线旁开 1.5 寸,属膀胱经,可配合治疗黄疸、目赤、目眩、癫痫。

(4)膈俞:脊柱区,第 7 胸椎棘突下,后正中线旁开 1.5 寸,属膀胱经,可配合治疗呕逆、噎嗝、咳喘、潮热、风疹。

(5)肾俞:脊柱区,第 2 腰椎棘突下,后正中线旁开 1.5 寸,属膀胱经,可配合治疗阳痿、月经不调、小便不利、耳鸣耳聋、气喘。

(6)胃俞:脊柱区,第 12 胸椎棘突下,后正中线旁开 1.5 寸,属膀胱经,可配合治疗脘腹胀痛、纳呆泄泻、反胃、呕吐。

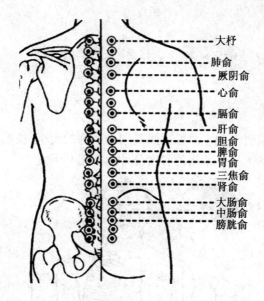

大杼
肺俞
厥阴俞
心俞
膈俞
肝俞
胆俞
脾俞
胃俞
三焦俞
肾俞
大肠俞
中肠俞
膀胱俞

第八节　腧穴定位方法

一、骨度分寸法

骨度分寸法是以骨节为主要标志测量周身各部的大小、长短，并依其比例折算尺寸作为定穴标准的方法。常用的骨度分寸见下图和下表。

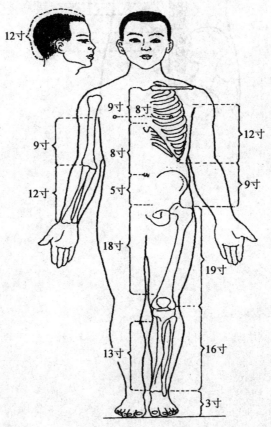

常用骨度分寸示意图

部位	起止点	常用骨度	度量法	说明
头部	前发际至后发际	12 寸	直寸	如前后发际不明,从眉心量至大椎穴作 18 寸,眉心至前发际 3 寸,大椎穴至后发际 3 寸
	耳后两完骨(乳突)之间	9 寸	横寸	用于量头部的横寸
胸腹部	天突至歧骨(胸剑联合)	9 寸	直寸	1. 胸部与肋部取穴直寸,一般根据肋骨计算,每一肋骨折作 1 寸 6 分 2. "天突"指穴名的部位
	歧骨至脐中	8 寸		
	脐中至横骨上廉(耻骨联合上缘)	5 寸		
	两乳头之间	8 寸	横寸	胸腹部取穴的横寸,可根据两乳头之间的距离折量。女性可用左右缺盆穴之间的宽度来代替两乳头之间的横寸
背腰部	大椎以下至尾骶	21 椎	直寸	背部腧穴根据脊椎定穴。一般临床取穴,肩胛骨下角相当第七(胸)椎,髂嵴相当第 16 椎(第 4 腰椎棘突)
	两肩胛骨脊柱缘之间	6 寸	横寸	
上肢部	腋前纹头(腋前皱襞)至肘横纹	9 寸	直寸	用于手三阴、手三阳经的骨度分寸
	肘横纹至腕横纹	12 寸		
侧胸部	腋以下至季胁	12 寸	直寸	"季胁"指第 11 肋端
侧腹部	季胁以下至髀枢	9 寸	直寸	"髀枢"指股骨大转子
下肢部	横骨上廉至内辅骨上廉(股骨内髁上缘)	18 寸	直寸	用于足三阴经的骨度分寸
	内辅骨下廉(胫骨内髁下缘)至内踝高点	13 寸		
	髀枢至膝中	19 寸	直寸	1. 用于足三阴经的骨度分寸 2. "膝中"的水平线:前面相当于犊鼻穴,后面相当于委中穴
	臀横纹至膝中	14 寸		
	膝中至外踝高点	16 寸		
	外踝高点至足底	3 寸		

二、自然标志取穴法

根据人体表面所具的特征的部位作为标志,而定取穴位的方法称为自然标志定位法。人体自然标志取穴法有两种:

(1)固定标志法,是以人体表面固定不移,又有明显特征的部位作为取穴标志的方法,如人的五官、指甲、乳头、肚脐等作为取穴的标志。

(2)活动标志法,是依据人体某局部活动后出现的隆起、凹陷、孔隙、皱纹等作为取穴标志的方法,如曲池屈肘取之。

三、手指比量法

手指比量法是以患者手指为标准来定取穴位的方法。人类机体的各个局部间是相互关联的,由于选取的手指不同,节段亦不同,可分为以下几种。

(1)中指同身寸法,是以患者的中指中节屈曲时内侧两端纹头之间作为 1 寸,可用于四肢部取穴的直寸和背部取穴的横寸。

(2)拇指同身寸法,是以患者拇指指关节的横度作为 1 寸,亦适用于四肢部的直寸取穴。

(3)横指同身寸法,又名"一夫法",是令患者将食指、中指、无名指和小指并拢,以中指中节横纹处为准,四指横量作为 3 寸。

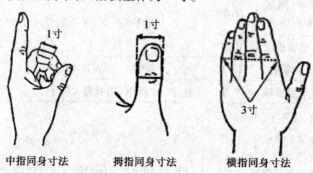

中指同身寸法　　　　拇指同身寸法　　　　横指同身寸法

四、简便取穴法

简便取穴法法是临床上一种简便易行的方法,如垂手中指端取风市,两手虎口自然平直交叉,在食指端到达处取列缺穴等。

第九节　按摩基础手法

按摩基础手法是用乳房保健按摩师的手或肢体其他部位按照特定的技巧和规范化的动作,在人体体表经穴上进行各种不同操作的方法,是按摩防治疾病的主要手段。手法的熟练程度和适当应用,是取得良好疗效的关键,所以,对按摩手法一定要掌握并应用。

按摩手法的基本要求是持久、有力、均匀、柔和、深透。

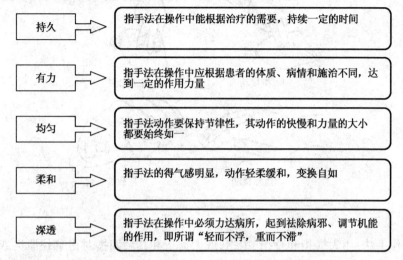

持久	➡	指手法在操作中能根据治疗的需要,持续一定的时间
有力	➡	指手法在操作中应根据患者的体质、病情和施治不同,达到一定的作用力量
均匀	➡	指手法动作要保持节律性,其动作的快慢和力量的大小都要始终如一
柔和	➡	指手法的得气感明显,动作轻柔缓和,变换自如
深透	➡	指手法在操作中必须力达病所,起到祛除病邪、调节机能的作用,即所谓"轻而不浮,重而不滞"

一、按摩法

操作手法:手自然伸开,用手掌或指腹做直线或圆形的抚摩。

动作要领:手不离开皮肤,动作轻柔,力量宜小,只作用于皮肤,快慢适度,使患者有微热舒适感。

主要功效:镇静安神,解痉止痛。

临床应用:全身各部都适用,是按摩开始和结束的必用手法。

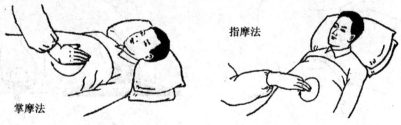

掌摩法　　指摩法

二、揉法

操作手法:以手掌大、小鱼际,掌根和拇指指腹,肘等在身体某部做圆形揉动或与肢体纵轴成横向的揉动。丰厚的部位用双手重叠揉,力量可达深部肌肉组织。

头面和肢端等面积小、软组织少部位,用拇指指腹揉。

动作要领:操作使腕部放松,以腕关节连同前臂做小幅度回旋。动作协调有节律,频率120~160次/分。

主要功效:舒经活络、促进循环、活血散瘀、消肿止痛。

临床应用:适用于全身各部。

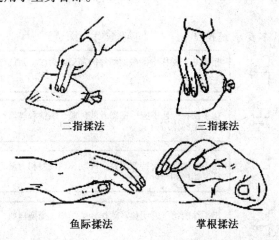

二指揉法　　　　　三指揉法

鱼际揉法　　　　　掌根揉法

三、拿法

操作手法:用大拇指和食指、中指,或大拇指和其余四指对钳拿住肌肉或肌筋,做一紧一松有节律的提拿揉捏动作,边拿捏边移动的方法为拿法。

动作要领:操作时力量适中,使患者有轻微酸胀感为宜。

主要功效:行气血、消水肿、解痉挛,减轻肌肉的酸胀,防止肌肉萎缩。

临床应用:多用于四肢肌肉、肌腱拉伤,肩周炎,慢性腰腿痛等。

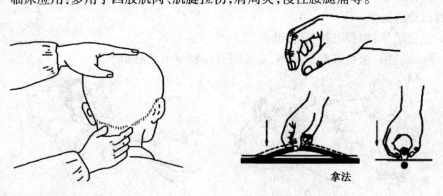

拿法

四、揉捏法

操作手法:拇指和其余四指拿住肢体,在拇指或掌跟做圆形揉动的同时,其余四指做捏法。

动作要领:边揉边捏向前推进,手抽回时不离开皮肤,动作迅速,反复操作,手法圆滑,力达肌肉。

主要功效:改善深部组织的血液循环和新陈代谢,消肿散瘀,松解粘连。

临床应用:用于治疗四肢和腰背部软组织损伤,常与揉法、擦法等配合使用。

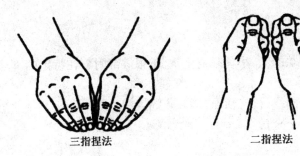

三指捏法　　　　　　　　　　　二指捏法

五、搓法

操作手法：拇指分开，四指并拢，两手相对贴于患部，对向用力，来回搓动。

动作要领：手法轻快，协调连贯，力达肌肉，搓时可一处也可前后移动。左右移动要快，上下移动要慢。

主要功效：能兴奋神经，促进循环，提高局部温度，消除肌肉疲劳，增强肌肉的工作能力。

临床应用：适用范围广，以上肢、肩和膝关节等处最为常用，肌肉劳损，运动后肌肉疲劳及肩周炎等。

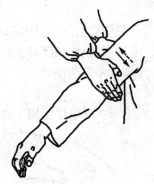

六、推法

操作手法：用指、掌或肘部等着力于一定部位上做单方向的直线推动。

动作要领：可分为指推法、掌推法、拳推法和肘推法。着力时要紧贴皮肤，用力要稳，速度要缓慢均匀。

主要功效：加速血液循环和新陈代谢，改善组织营养，提高肌肉和神经功能。

临床应用：适用于全身。

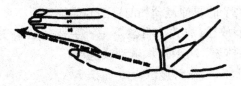

七、擦法

操作手法:用手掌的大、小鱼际或全掌、掌根等部附着在特定的部位,进行直线往返摩擦。

主要功效:温经同络、行气活血、消肿止痛。

临床应用:适用于全身。

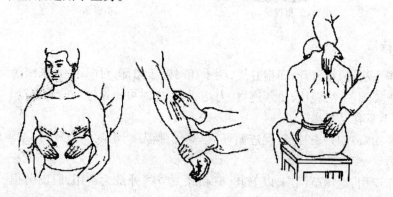

八、按压法

操作手法:用手指、掌心或掌根等着力,垂直按压人体一定的部位。

动作要领:可分为指按法、掌按法两种。断续用力,力量由轻到重,用大力量时可两手重叠按压。为了省力,身体可稍向前倾斜。

主要功效:解痉挛、逐瘀滞。

临床应用:指按法常用于穴位部。掌按法常用于腰背、腹部和大腿等。

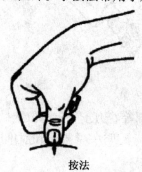

按法

九、滚法

操作手法:由腕关节的屈伸运动和前臂的旋前旋后运动复合而成。

动作要领:腕关节放松,肩关节自然下垂。手背部贴附于一定部位。频率为120~160次/分,紧贴体表,不能拖动、辗动或跳动。

主要功效:舒经活络、活血解痉。

临床应用:适用于颈项部、肩背部、四肢等肌肉较丰厚的部位。

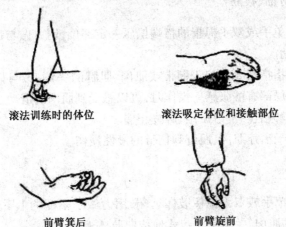

滚法训练时的体位　　　　　　滚法吸定体位和接触部位

前臂箕后　　　　　　　　前臂旋前

十、摇晃法(运关法)

操作手法:一手握关节的近侧肢体,另一手握关节的远侧肢体,做屈伸、展收、回旋等动作,以增加关节活动范围。

动作要领:活动范围应由小到大,以不引起疼痛为宜,不能超过生理活动度。

主要功效:滑利关节,舒经活血,防止或松解关节粘连,改善关节运动功能和矫正小关节的细微解剖位置改变等作用。

临床应用:肩、肘、腕、髋、膝、踝关节等。

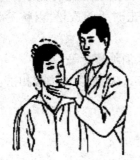
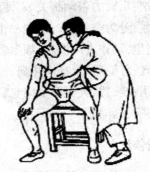

十一、提弹法(弹筋法)

操作手法:用拇指和食、中指或拇指和其余四指指腹将肌肉或肌腱提起并迅速提放,手法有力,快提快放,像木工弹墨线一样。

动作要领:肌肉丰厚部位只提不弹,属较重手法,以揉法缓解。

主要功效:提高神经兴奋性,改善神经功能,防治肌肉萎缩,增强肌张力,也可松解粘连。

临床应用:用于肌肉疲劳、痉挛、萎缩、肌腱劳损。

十二、拨法(分筋、拨筋)

操作手法:用单手或双手拇指的指端掐压一定部位,用力做与韧带或肌纤维垂直方向的来回拨动。

动作要领:拇指指端要深按于韧带或肌肉、肌腱的一侧,做与韧带或肌纤维垂直方向的拨动,使局部有酸胀感。操作时,可以感受到肌肉的滑动。

主要功效:分解粘连、消散瘀结、解痉止痛。

临床应用:用于治疗肌肉、肌腱和韧带的慢性损伤。

十三、抖动法

操作手法:用单手或双手握住肢体远端,用力做小幅度的上下连续抖动,使振动波沿肢体远端的肌肉、关节呈波浪式地传向肢体近侧。

动作要领:可分为肢体抖动和肌肉抖动。肢体抖动时,用单手或双手握住被按摩者的肢体远端,轻微地牵引肢体,用力做连续小幅度的上下快速抖动。肌肉抖动时,用手轻轻抓住肌肉,进行短时间的左右快速振动。振动的幅度要小,频率要快。

主要功效:调和气血、舒筋通络、滑利关节、解除粘连、消除疲劳等。

临床应用:可适用于四肢、肌肉丰厚的部位。

十四、扣击法

操作手法:以臂力带动腕关节,使两手在治疗部位做轻快而有节奏的击打。

动作要领:分为空拳、掌、指端扣击等。扣击时手腕放松,以腕发力,力达深部组织,由轻到重,动作灵活协调,频率适中。

主要功效:舒筋通络、祛风止痛、调和气血、消除疲劳等。

临床应用:腰、臀、大腿部多用空拳或掌扣击,头、胸多用指端扣击,适用肌肉拉伤,挫伤和头痛、胸闷等。

十五、拨伸法

操作手法:拨伸有牵引、牵拉的意思。拨伸法是固定肢体或关节的一端,牵拉另一端的手法。

动作要领:注意颈部、肩关节、腕关节、指间关节拨伸法的不同。

主要功效:整复关节、肌腱轻微位置异常,松解关节粘连。

临床应用:常用于治疗关节错位、伤筋等,肩、肘、腕等关节部常用。

十六、扳法

操作手法:用双手在反方向或同一方向用力扳动肢体。

动作要领：

（1）颈部扳法

常用旋转定位扳法。患者坐位，术者在其后部，一手托住患者下颌部（向右扳用右手，向左扳用左手），另一手拇指放在颈椎棘突上，使患者的头靠在术者的胸腹部。托其下颌部的手用力，先做颈部向上牵引，在向患侧旋转至最大限度后，再做扳法。

（2）胸背部扳法

①扩胸牵引扳法。患者取坐位，令其两手交叉，置于颈部。术者两手托住患者两肘部，并用一侧膝部顶住患者背部，两手向后扳，膝部向前顶，力度以患者适应为宜。

②胸椎对抗复位法。患者取坐位，令其两手交叉并上举，术者一手扶住其前臂或肘关节部，另一手顶住胸部脊柱，做相向用力。

（3）腰部扳法

操作手法：患者取侧卧位，术者一手抵住患者肩前部，另一手抵住臀部，把腰被动旋转至最大限度后，两手同时用力向相反方向扳动。

主要功效：整复关节、肌腱轻微位置异常，对关节错位或关节功能障碍等尤为有效。

临床应用：常用于脊柱和四肢关节。

十八、掐法

用指端甲缘重按穴位而不刺破治疗部位皮肤的方法，称为掐法。常用于人中、少泽或十宣等肢端感觉较敏锐的穴位。操作要领如下：

（1）用拇指或食指指端甲缘重按穴位，而不刺破治疗部位皮肤。

（2）要垂直向下用力，不可抠动，以免损伤治疗部位的皮肤。

（3）掐后可在治疗部位上用拇指指纹面轻揉以缓解疼痛。

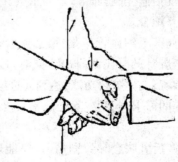

第十节　按摩催乳

一、催乳的时间

越早让新生儿吸吮乳汁，母乳分泌情况就越好。顺产的产妇产后半小时，剖宫产的母亲清醒(麻药退了)后，就要在护士的帮助下，与宝宝身体接触并喂奶。第一次喂奶时，宝宝可能吸不出奶水，但要让他吸吮乳头半小时，这样可尽早建立泌乳和喷乳反射，促进母乳分泌，还有利于产妇自身的子宫收缩。

虽然产后雌激素水平的下降和垂体催乳素的升高是乳汁分泌的基础，但乳汁分泌更主要是依靠新生儿的吸吮刺激，刺激越多越早，乳汁的分泌量越会随之逐渐增加。

在出生后的 10~30 min 内，新生宝宝的吸吮反射最强，这个时候开奶，对母乳喂养的成功展开最为有利。

剖宫产和早产产妇由于特殊原因可能不能在宝宝降生后半小时喂奶，但最迟不能超过 48 h(12 h 为最佳时间)。

二、催乳按摩的优点

按摩催乳的效果好，时间短。针对产后乳汁分泌问题，专家曾尝试很多种方法，但效果都不太明显，而实践证明按摩效果非常好(先天性乳腺发育不良和产后大出血除外)。不管是外敷还是饮食，都需要一定的时间，而按摩则可迅速解决乳痛、乳胀、乳汁分泌不足等问题。

三、催乳按摩的作用

按摩催乳的原则是理气活血、舒筋通络，多采用点、按、揉、拿等基本手法，但在实际应用时须多种手法相互配合。

按摩催乳治疗可促进局部毛细血管扩张，增加血管通透性，加快血流速度，改善局部的血液循环，有利于乳汁的分泌和排出。同时，按摩可以疏肝健脾、活血化瘀、安神补气、通经行气以调节人体脏腑功能，达到促进组织器官新陈代谢，促进乳汁分泌的目的，以满足婴儿的需求，同时减除产妇不必要的痛苦。

1. 缓解产妇疼痛

痛者不通，通者不痛，产后乳胀会导致剧痛，按摩能理气活血、舒通经络，利用按摩可缓解甚至消除痛痛。

2. 疏通乳腺管，增加泌乳量

产妇的乳腺管或多或少地存在不畅通，如不及时处理乳胀，乳腺炎、乳汁分泌减少等问题会随之出现。产妇乳腺管的不畅通,导致宝宝吸乳困难,时间过长则反馈性抑制脑垂体催乳素分泌,乳汁分泌量逐渐下降。通过按摩乳腺管,可增加乳汁分泌量。

3. 预防或缓解乳腺增生

现在 80% 的产妇有乳腺增生的情况,药物治疗只能缓解不能根治。另外乳腺管不通会导致乳房肿胀,一段时间如果不解决,就会感染细菌,导致乳腺炎。如果在产前、产后多进行乳房按摩,坚持母乳喂养,可有效缓解乳腺增生甚至使之消失,避免乳腺炎的发生。

4. 防止乳房松弛、下垂

乳房肿胀及乳腺炎会使乳房松弛、下垂,影响乳房的美观。而按摩可促使乳腺发育,促进胸部肌肉群发育及韧带的紧实,从而使乳房更加坚挺。

四、催乳按摩的介质

按摩介质是指可涂在身体需要部位,起润滑、舒筋活血等作用的物质。催乳按摩介质要求能减轻摩擦来保护肌肤,还不能对乳汁有影响,通常选择天然植物油,如香油、橄榄油等。

五、催乳按摩的注意事项

(1)注意卫生,因为产妇、婴儿的抵抗力都比较差,如不注意卫生,细菌很容易侵入,因此乳房保健按摩师应注意个人卫生,不留长指甲,不戴戒指等硬物,以免划伤产妇乳房。

(2)乳房保健按摩师态度要柔和,尽量不讲消极的话,以免产妇焦虑,影响乳汁分泌。

(3)按摩时应让产妇采取比较舒服的姿势,按摩力度须根据产妇的反应随时增减,以免产妇疼痛,进而拒绝接受按摩,失去增加泌乳的机会。

(4)产妇生产后身体较虚弱,有些产妇不适宜采用按摩来催乳,如产后大出血、急性乳腺炎者。

(5)一侧乳房的按摩时间不宜超过 20 min。

六、不适宜推拿按摩的情况

(1)妇女妊娠期、月经期,其腰骶部和腹部不宜使用推拿手法,也不宜在四肢感应较强的穴位采用强刺激手法。其他部位需要按摩的,也应以轻柔舒适法为宜,怀孕的前 3 个月及孕 28 周至 36 周不宜做乳房按摩。

(2)严重心、脑、肺、肾等器质性疾患,禁止单独使用推拿手法。

(3)产妇在饥饿或极度劳累时,以及体质过于虚弱者,亦不宜做按摩,以免发生晕厥现象。

(4)按摩治疗部位有皮肤破损(如烫伤、烧伤、创伤伤口、骨折情况)、皮肤病(湿疹、癣、疱疹、脓肿等)或局部瘀血严重的患者,患处不能做按摩,以免引起局部感染及加剧组织损伤。

(5)各种急性传染性疾病(如肝炎等)、感染性疾病不宜做按摩,以免贻误病情。

(6)按摩有可能导致局部组织出血,因此对有血液病或者有出血倾向的患者,如血友病、恶性贫血、紫癜等,应慎用按摩手法治疗。

(7)诊断不明确的急性脊柱损伤或伴有脊髓损伤症状的患者,使用按摩手法有可能加重脊髓损伤的程度。

(8)恶性肿瘤、结核病(如腰椎结核、髋关节结核等)、化脓性疾病(如化脓性关节炎等)不宜按摩手法治疗,以免加重病情。

(9)精神病患者,不能配合医者操作或精神过度紧张、过度敏感的患者亦当列为按摩疗法的禁忌对象。

第四章 催乳按摩

第一节 催乳按摩原则

催乳师按摩操作手法是催乳师为产妇解决乳腺疾病的专业技术,技术的好坏直接决定催乳的疗效,对以后母乳喂养起到关键的作用。

（1）操作中首先要注意个人卫生,备好催乳用品。操作过程中动作要柔和、均匀、持久、有力、渗透并且娴熟,让产妇在轻松状态下接受治疗。

（2）操作过程中切忌心急,先热敷,再按摩,也可以边热敷边按摩,在操作过程中,用专业的理论知识和产妇聊天,指导产妇顺利地度过哺乳期。也可以聊产妇感兴趣的话题,整个操作过程中始终面带微笑,缓解产妇的紧张情绪,同时鼓励产妇:"你真是个好妈妈,经历了这么多痛苦也不放弃母乳喂养!"如果碰到痛点比较低的产妇,力度要轻,同时适当转移话题,分散产妇的注意力。"别紧张,很快就做好了。你看,乳房不疼了吧。"

（3）在做胀奶的客户时,偶尔会碰到少数心急的产妇,催乳师应主动表示理解。产妇急,催乳师一定不能急,不能自乱阵脚。可以温柔地告诉产妇:"别急,马上就做好了。""很快就处理好了,这样你乳房才不会疼痛。""我也想帮你尽快做好,但你乳房堵塞太严重,这样也是为你好,你说是吗?"温和的话语让产妇心理很快放松下来,而且也知道你是为她好,愿意配合。在不知不觉的聊天中,乳房胀痛的问题就轻松解决了。

（4）在做催乳的过程中,遇到老人担心奶水排空,宝宝没有奶水喝,会在旁边不停地说:"不要把奶水都挤完了,等会儿宝宝没奶喝了。"遇到这种情况,催乳师不要和老人顶撞,要用专业知识婉转地和老人及其家属沟通,让其明白把奶水排出来的好处。让产妇千万不要被老人及其他家属左右,以免影响治疗效果。

（5）如果这单客户没做好,且还有下一个预约的客户在等,即使再忙催乳师也不要慌乱,急急忙忙的,这样在产妇心中就会认为你没有做好,做事不负责任,即使你做好了,产妇也会认为你没做好。如果在产妇家接到有下一个客户电话预约,可以当着产妇的面明确告诉下一个预约客户现在还在客户家,还没处理好,大概要多长时间才可以到。这样下一个客户也不会着急,而这个客户也会认为你很负责而留下良好的印象。接电话时也一定要从容。接完电话还是一如既住地做好催乳的工作,耐心、细心地服务好这个客户。面对产妇提出的各种问题,催乳师一定要细心解答。

(6)催乳师操作时,一定要掌握好力度,力度要逐渐由轻到重,循序渐进,力度随着产妇的耐受力而随时加减,切不可用蛮力,让产妇遭受痛中加痛,而拒绝治疗,以免加重或延误产妇的病情。

第二节　乳房乳汁淤积按摩

乳汁淤积是哺乳期因一个腺叶的乳汁排出不畅,致使乳汁在体内积存而成。临床上主要表现为乳房内肿物,常被误为肿瘤。

一、病因

1. 内在因素

乳汁淤积主要是由于乳腺结构不良、炎症、肿瘤的压迫造成腺叶或小叶导管上皮细胞脱落,阻塞导管以后,乳汁流出不畅而淤滞在导管内,致使导管扩张,形成囊肿。如果不及时治疗,囊肿可继发感染导致急性乳腺炎或乳腺脓肿;如果不发感染,囊肿可长期存在,囊内物质变稠,随时间的推移可使囊内水分吸收,而使囊肿变硬,导致导管扩张,硬块可长期存在于乳房中,继发引起乳房后期病变。乳汁淤积是急性乳腺炎的重要原因和早期临床表现。

2. 外在因素

(1)产妇喂奶间隔时间过长,乳房过度肿胀,乳汁淤积;或者肿胀时间过长,造成管壁增厚,管腔变狭窄。有些产妇喜欢把奶水攒起来喂宝宝,认为奶水越攒越多;或者由于太忙而长时间没喂宝宝;或者晚上整晚不哺乳,导致乳房过度充盈,引起乳汁淤积。

(2)喂奶姿势不对,导致乳头皲裂,产妇害怕疼痛而拒绝哺乳,导致乳汁淤积。对于初产妇来说不会抱宝宝加上哺乳姿势不正确,由于乳头末梢神经比较敏感,宝宝吸奶的时候引起的疼痛,导致很多妈妈害怕母乳喂养。有的妈妈即使坚持母乳喂养,也会延长喂奶的间隔时间而导致堵塞。

(2)大量进食高脂肪高蛋白的浓汤,乳汁浓稠难以在乳腺管里流动,导致乳腺淤积。

(3)过早地添加配方奶粉。

(4)喂奶方法和喂完奶后退出乳头的方法不正确,造成乳头损伤,细菌感染,乳头水肿刺痛,造成乳汁淤积。

(5)产妇情绪不稳定,生气,肝郁气滞,使乳汁下不来引起乳汁淤积。产妇生完孩子后激素的改变,容易心情不好,导致经络不通,引起乳汁淤积。

(6)劳累、焦虑、休息不好,造成肝火、心火,阻塞乳管,引起乳汁淤积。因上火引起的堵塞占堵塞率的50%。中医认为,火热之邪有升腾向上的特点,故其侵犯人体多表现在上部,且奶水营养成分丰富,火热之邪灼伤脉络,导致乳管阻塞。

（7）乳头发育不良（过小或内陷），妨碍哺乳，引起淤积。

（8）乳汁过多或宝宝吃得少，致乳汁不能完全排空，导致乳淤积。有些产妇先天性乳腺条件特别好，两个宝宝都吃不完，这样每次喂奶都没有吃空，长期下去会引起乳腺堵塞。

（9）乳晕处结节，错误地使用吸奶器，负压太多，乳汁淤积，乳晕下引起堵塞。有些产妇喜欢用吸奶器吸奶，认为宝宝吸母乳累，且宝宝吸母乳时间长，产妇会感觉劳累。乳腺没问题的产妇可以用吸奶器，但是有的产妇乳晕有结节，若长期使用吸奶器，容易引起乳晕处堵塞。

（10）内衣的纤维进入乳管导致乳腺堵塞，引起乳汁淤积。毛料和纤维的衣服顺着乳孔进入乳腺管，也是造成乳汁淤积的原因之一。

二、症状

乳汁淤积，临床上常见乳房肿块、结节、疼痛，有时可伴有淋巴结肿大，有压痛，出奶不畅，乳汁无法自乳管排出，即使喂完宝宝后，乳汁淤积部分仍无明显变化，甚至在其他部位松软后乳汁淤积处更为明显。

（1）乳汁分泌过多，充盈过度，乳房出现肿胀，伴随疼痛。

（2）乳房硬块结节、包块，伴随出奶不畅和疼痛。

（3）乳房柔软无硬块，但是乳房有按压痛，也是淤积。

（4）乳头水肿、刺痛、僵硬也是堵塞。

（5）乳晕僵硬，有结节，出奶不畅。

（6）乳头白点、白泡、红点、乳头脂肪粒堵塞。

（7）乳房疼痛轻，伴有背部疼痛严重，也是乳汁淤积的表现。

（8）乳房没有疼痛的感觉，但是在宝宝吸奶结束后产妇乳房仍是沉甸甸的，说明也有乳汁淤积。

三、治疗方法

可以采用冷热敷法、吸奶法、乳房按摩、刮痧等方法。其中手法按摩可迅速解决产后乳汁淤积的问题。但是按摩手法要讲究技巧，不正确的按摩方法会导致乳腺水肿、损伤。

（一）物理疗法

（1）土豆片外敷。将新鲜土豆洗净，切成薄片，均匀地贴在乳房胀痛的地方。每隔 $4\sim6$ h 可以外敷一次，如果严重，可重复敷。如果敷土豆片的地方破皮、起疹子、水泡或有其他不适，马上停止。

（2）泡蒲公英水喝。15～30 克蒲公英泡水喝，蒲公英渣外敷。

（3）仙人掌、芦荟外敷。

（4）热水泡脚,按摩脚底。

（二）按摩疗法

按摩手法有点按法、拿捏法、指揉、指梳、指摩、指抹法等。

（三）按摩穴位

按摩穴位有神庭、百会、风池、肩井、极泉、膻中、乳中、乳根、天池、膺窗、神封、曲池、合谷、少泽等。

（四）按摩步骤和方法

步骤1：让产妇端坐,乳房保健按摩师站在后面,左手扶住产妇肩膀,右手五指呈伞形状展开,稍用力,由头前额开始,从"神庭"渐移到"百会",再移到"风池",这样反复做8次左右。

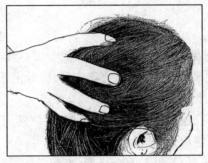

步骤2：双手拿捏两侧肩井,拿捏2 min。

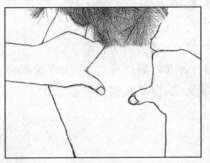

步骤3：点按七乳穴、合谷穴、太冲穴。

步骤4：用湿热毛巾敷乳房,敷约5 min。

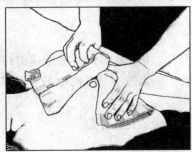 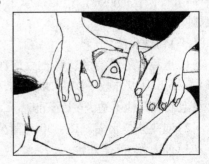

步骤5:蘸香油(或按摩油)抹在产妇乳房上,一只手托起患侧乳房,另一只手三指并拢,在乳头和乳晕处轻轻地揉动,以引起排乳反射。接着,在乳头外侧到乳头处用指揉、指摩、指梳、指抹等手法按摩,直到肿块消失,瘀乳排出。

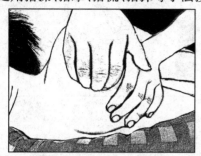
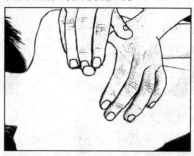

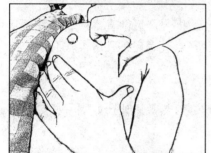
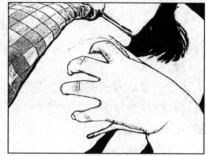

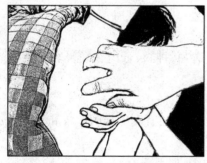
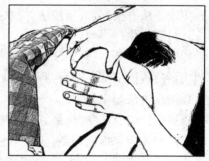

步骤6:拿捏患乳的侧胸大肌5次左右。

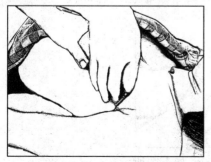
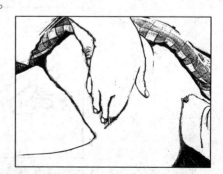

步骤7:弹拨"极泉"5次左右。

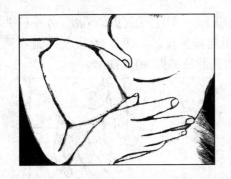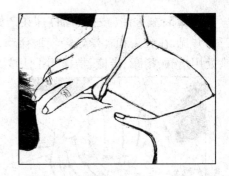

第三节　普通型缺乳按摩

产妇分娩 3 天后,如果乳汁分泌不足或全无,即为产后缺乳。产后缺乳通常是乳腺发育不良,或者产后失血过多及疲劳过度所致,其表现是乳房柔软不胀。

1. 治疗法则

治疗一般以专业的中医按摩手法、食疗法为主。

对乳汁缺少型,一般在按摩结束后要进行热敷,热敷后让产妇喝一杯热开水或热汤,可增强按摩的效果。

2. 按摩手法

按摩手法有按揉法、点按法、捏拿法、梳法。

3. 按摩穴位

按摩穴位有膻中、乳中、乳根、天池、渊腋、膺窗、神封、云门、中府(乳房上方)、曲池、合谷、膈俞、肝俞、脾俞、肾俞等。

4. 按摩方法与步骤

根据产妇的身体状况,最好采用坐位按摩,这样更有利于准确取穴和乳汁的泌出。但产妇体质较虚弱的话,应采用仰卧位按摩。

步骤 1:产妇仰位式坐位,蘸按摩油搓热两手,如下图所示。

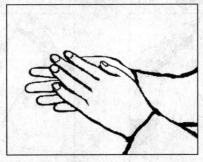

步骤 2:用三指按揉并摩膻中,时间为 1 min,如下图所示。

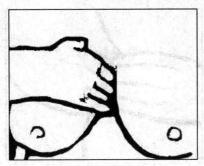

步骤3：按揉乳中、乳根、天池、渊腋、膺窗、神封,各2~5 min。每日两次。刺激强度以穴位处有酸胀、痛感为度,如下图所示。

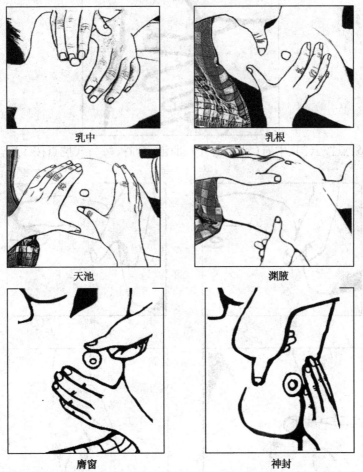

步骤4：拇指、食指、中指轻轻地捏拿乳头,像婴儿吮吸的样子,持续时间为2 min左右。

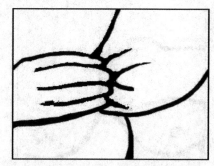

步骤5:用五指从乳房远端向乳头方向梳乳房,持续时间为5 min 左右。

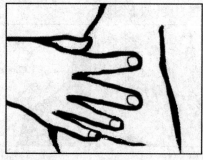

步骤6:点按云门、中府(乳房上方)、曲池、合谷,每一穴位点按5 次。

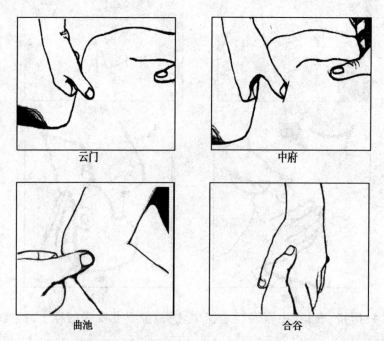

步骤7:让产妇俯卧,在背部膈俞、肝俞、脾俞、肾俞处用滚法按摩,持续时间为5 min 左右,刺激强度以穴位处有酸胀、痛感为度。

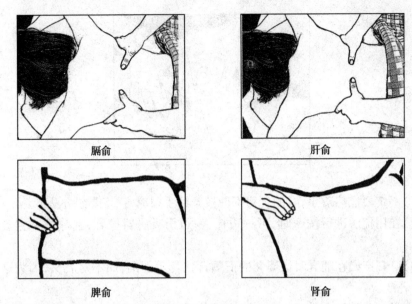

膈俞   肝俞

脾俞   肾俞

步骤8:用捏法自上而下地捏产妇的脊部3~5遍。

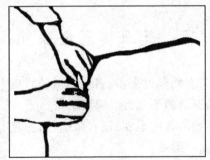

步骤9:用双手捏拿产妇的肩井3次。

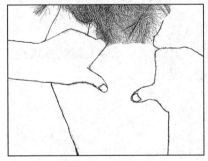

步骤10:按摩结束后要进行热敷。

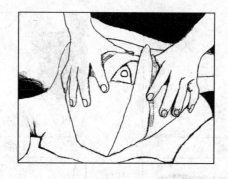

5.注意事项

(1)一定要搓热双手,有的乳房保健按摩师手很凉,一定要想办法弄热。

(2)在用梳法进行按摩时,可一边梳,一边用吸奶器排乳,乳汁排不空会影响泌乳。

(3)叮嘱产妇在哺乳时让婴儿的下颚含住乳晕周围,而不是乳头,因为这样容易吸出乳汁。

(4)做一些催乳食品,如麻油鸡、木瓜鱼尾汤等给产妇吃。

第四节　气血虚弱型缺乳按摩

产妇在生产过程中失血耗气过多,或者平时就脾胃虚弱,气血生化不足,而导致产后乳汁很少,这种情况就属于气血虚弱型缺乳。

可以观察产妇,如果她的乳房柔软,没有胀痛感,面色苍白,神情疲倦,吃得又少,面色没有光泽,则属这一类型。

(一)治疗原则:益气补血,佐以通乳、食疗。

1.母乳喂养指导

(1)宝宝多吸吮,一天至少8至10次;

(2)要对宝妈进行指导,让宝宝有正确的吸吮方式;

(3)宝妈有信心,放松心情;

(4)多喝汤水;

(5)保证良好睡眠;

(6)建议宝妈泡脚;

(7)刺激肝经、胆经等。

2.食疗

(1)补气:黄芪 + 党参;

(2)补血:红枣、红皮花生、枸杞、红豆、红糖、当归;

(3)通乳络:丝瓜汤、王不留行、通草、木瓜等。

3.专业按摩

刺激乳头乳晕建立泌乳反射,建议做疗程,不得少于 7 天。按摩手法有点按法、按揉法、掐法等。重点刺激穴位:膻中、神阙、气海、关元、三阴交、血海等。

(1)做好操作前准备后,检查乳房:检查双侧乳房(纵向检查、环形横向检查),有包块或异常应告知产妇;评估乳头;检查乳房是否有乳汁分泌。

(2)开胸理气:开脉(站在产妇头侧双手展油从天突沿着任脉推至中庭穴分开从乳根滑至渊腋肩部到手臂处)推 3 遍。注意避乳头不可触及。如果在开胸理气过程中其经脉不通需推到微微发热。

(3)开穴:刺激胸部穴位:天突、璇玑、华盖、紫宫、玉堂、膻中、中庭、乳根、乳中、膺窗、屋翳、库房、气户、云门、中府、神封、天池、天溪、渊腋、辄筋每穴位按揉 3~6 s。

(4)热敷:50~60 ℃水进行热敷,手握住毛巾的两端把毛巾下水,提着两端呈麻花状拧干水不宜太干,先在自己的手腕皮肤试水温,再用少量的毛巾在产妇乳房的小面积部位试温度,不烫为原则,进行热敷 5~10 min。热敷的同时,刺激重点穴位:膻中、神阙、气海、关元、三阴交、血海。

(5)清洁、刺激乳头:一手扶住乳晕处,一手拇指侧赤白肉际井字形清除乳孔分泌物;指腹轻摩乳头不少于 2~3 min。

(6)展油:双手环形摩法将油展开与整个乳房。

(7)安抚:一手掌从上臂经腋窝、另一手掌从胁肋,两手交替摩至乳晕、乳头。

(8)疏通乳腺管:一手托乳房,另一手四指末节指关节微曲,用拇指指腹螺旋式揉推每一根乳腺管,从乳房基底部向乳头的方向至乳晕边缘结束。

(9)揉八根:将乳房平均分成 8 份,加强按揉 8 个方向的乳腺管。

(10)梳理乳腺管:双手配合,五指微曲梳理乳腺管。

(11)热敷、清洁乳房结束服务,整个操作过程不超过 30 min。

第五节　肝郁气滞型缺乳按摩

肝主疏泄,是指肝具有疏通、调畅全身气机,使之通而不滞、散而不郁的作用。

人体各组织器官的生理活动,依赖于气的运动。而肝的疏泄功能,对于气机的调畅,起着重要的作用,如果肝失疏泄、气机不调就容易引起情志方面的异常变化,表现为抑郁和亢奋。肝气抑郁,则可见郁闷不乐、多疑善虑,甚则悲伤欲哭;肝气亢奋,则见急躁易怒、失眠多梦、头晕目眩等症,肝的疏泄功能的失职,常表现为精神情志的异常。反过来,过度的和持久的精神刺激又常可引起肝的疏泄功能失常。

肝郁气滞型缺乳主要表现为产后乳汁少、浓稠,或乳汁不下,乳房胀硬疼痛,情绪不高,精神不振,长吁短叹,失眠多梦,没有食欲或身子微微发热,舌正常,苔薄黄常发生在产后4~28天。

(一)治疗原则:疏肝解郁,健脾通络。

1.母乳喂养指导

(1)情绪疏导贯穿始终;

(2)宝宝多吸吮,纠正哺乳习惯,不宜含着乳头睡觉;

(3)乳母注意睡眠;

(4)饮食清淡;

(5)家人支持、关爱。

2.食疗

(1)疏肝:菊花、小柴胡、郁金、瓜蒌;

(2)健脾:山药、陈皮、白术、茯苓、鸡内金、小米粥。

3.专业按摩

专业手法按摩,用点按、梳法、抖法、拨法、揉法等。重点刺激:膻中、神阙、太冲、乳根、足三里。

(1)做好操作前准备后,检查双侧乳房(纵向检查、环形横向检查),有包块或异常应告知产妇;评估乳头;检查乳房是否有乳汁分泌。

(2)开胸理气:开脉(站在产妇头侧双手展油从天突沿着任脉推至中庭穴分开从乳根滑至渊腋肩部到手臂处)推3遍。注意避乳头不可触及。如果在开胸理气过程中其经脉不通需推到微微发热。搓摩胁肋。

(3)开穴:刺激胸部穴位:天突、璇玑、华盖、紫宫、玉堂、膻中、中庭、乳根、乳中、膺窗、屋翳、库房、气户、云门、中府、神封、天池、天溪、渊腋、辄筋每穴位按揉3~6 s。

(4)热敷:50~60 ℃水进行热敷,手握住毛巾的两端把毛巾下水,提着两端呈麻花状拧干水不宜太干,先在自己的手腕皮肤试水温,再用少量的毛巾在产妇乳房的小面积部位试温度,不烫为原则,进行热敷5~10 min。热敷的同时,刺激重点穴位:膻中、神阙、太冲、乳根、足三里。

(5)清洁、刺激乳头:一手扶住乳晕处,一手拇指侧赤白肉际井字形清除乳孔分泌物;指腹轻摩乳头不少于2~3 min。

(6)展油:双手环形摩法将油展开于整个乳房。

(7)安抚:一手掌从上臂经腋窝,另一手掌从胁肋,两手交替摩至乳晕、乳头。

(8)疏通乳腺管:一手托乳房,另一手四指末节指关节微曲,用拇指指腹螺旋式揉推每一根乳腺管,从乳房基底部向乳头的方向至乳晕边缘结束。

(9)散包块:采用双手拇指抱揉、三指揉、大鱼际揉、小鱼际揉等手法揉乳腺管包块处,祛瘀散结。

(10)拨极泉:双手拇指从大陵穴拨动心包经至极泉。

(11)抖法:一手扶住乳房,一手五指分开抓住乳房远端抖动乳房。

(12)热敷乳房结束。整个操作过程不超过 30 min。

第六节　脾胃不和型缺乳按摩

临床引起脾胃功能失调的原因有:饮食不节(洁)、思虑太过、劳累过度、误吐误下等。

脾不和,则食不化;胃不和,则不思食。脾胃不和则不思而且不化,故出现乳汁清少、食欲不振、肌肤不荣、气血弱等症状。

按摩手法及步骤如下:

(1)按揉膻中穴 1 min;

(2)按揉乳中、乳根、天池、天溪、屋翳、膺窗、神封 2～5 min;

(3)梳乳 5 min;

(4)点按中脘、足三里、合谷各 1 min;

(5)按揉背俞穴(脾俞穴、胃俞穴、肾俞穴)5 min;

(6)自下而上捏脊 3～5 遍,双手拿肩井 3 次。

第七节　肾虚型缺乳按摩

肾为先天之本,主藏精气,是人体生长发育和生殖的根本。妇女发育到一定时期,肾气旺盛,天葵成熟,才会有月经,有孕育的可能。若肾气不足,冲任亏损,同样会影响乳汁的分泌。

肾虚表现:腰酸背痛、腰膝酸软、乳房无胀痛、乳汁少、目框暗黑、头晕耳鸣、四肢不温、易感风寒、夜尿多。

按摩手法及步骤如下:

(1)按揉膻中穴 1 min;

(2)按揉乳中、乳根、天池、天溪、屋翳、膺窗、神封 2～5 min;

(3)梳乳 5 min;

(4)用拇指由乳根至乳头方向直推;

(5)点按关元、气海、足三里、肾俞穴各 1 min。

第八节　特殊乳头情况处理

乳头属肝,春天是肝脏对应的季节,所以春天乳头最容易出现问题。乳头常见的问题多表现为

(1)乳头痒、红肿、刺痛;

(2)乳头白点、水肿、血泡。

出现以上炎性反应的原因是:

(1)哺乳姿势不良。乳头含接不良容易损伤乳头皮肤,导致乳头皲裂,进而乳汁瘀积,导致炎症发生。首先是乳头红肿,进一步发展就会影响乳腺管内部(如结块、肿痛、化脓等)。

(2)肝经气机阻滞。产妇情绪不好、焦虑、作息时间紊乱、用眼不卫生等均会导致。

(3)宝宝胃火至盛。产妇饮食过热过补会导致宝宝胃热,宝宝含接乳头时间过长,口腔热毒导致产妇乳头炎症,出现白点,感觉痒、痛。

处理方法:

(1)纠正哺乳姿势,含接正确,调整哺乳时长。

(2)疏导产妇情绪,开背刺激肝俞及重点穴位(太冲、期门、内关)。

(3)疏肝理气食疗:早期乳头出现痒的感觉,食用菊花、柴胡;刺痛严重有结节,食用橘核、王不留行;如果发烧,炎症严重,食用蒲公英。

(4)乳头白点无须挑破,水肿、血泡需在无菌环境下挑破,并用药,须医生操作或在医生指导下无菌操作。

一、乳头凹陷、短平

乳头凹陷是指整个乳头向乳房内陷入,乳头变得短而平坦,甚至低于乳晕的皮肤平面,但乳头的方向仍朝前或有轻度的倾斜。产妇中约有 3% 的人存在乳头凹陷的问题,乳头凹陷若在孕期得不到纠正,婴儿的吸吮就会发生困难,使母亲产生不必要的焦虑,并失去用自己的乳汁喂养孩子的信心。

乳头内陷(乳头凹陷)的程度有所差别,有的仅表现为乳头的退缩,重者表现为乳头凹入甚至翻转。临床上可将乳头内陷分为以下 3 型:

Ⅰ型:乳头部分内陷,乳头颈存在,能轻易用手使内陷乳头挤出,挤出后乳头大小与常人相似。

Ⅱ型:乳头全部凹陷在乳晕之中,但可用手挤出乳头,乳头较正常为小,多半没有乳头颈部。

Ⅲ型:乳头完全埋在乳晕下方,无法使内陷乳头挤出。

无论是哪一类乳头内陷(乳头凹陷),都会影响产后哺乳,而且局部难以清洗,下陷的部位易藏污纳垢,常引起局部感染,乳腺导管又与凹陷处相通,炎症可向乳腺内扩散而引起乳腺炎。经常按摩对改善乳头凹陷作用明显,按摩步骤与方法如下:

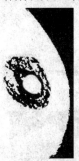

步骤1:乳头伸展练习帮助乳头突出。用拇指(或食指)平行放在乳头两侧,慢慢地由乳头向两侧外方拉开,牵拉乳晕皮肤及皮下组织,使乳头向外突出;以同样方法由乳头向上、下纵行牵拉,每日2次,每次5 min。

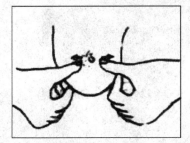 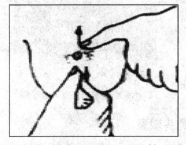

步骤2:严重凹陷者可用吸奶器、乳头吸引器、乳头凹陷矫正器等吸牵乳头,使其向外突出,每日2次,每次10~20下。

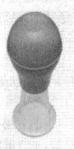 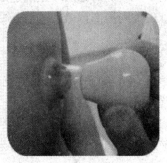

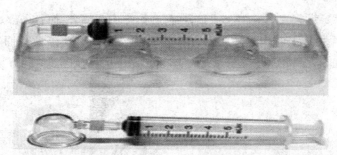

步骤3：可使用乳头保护罩

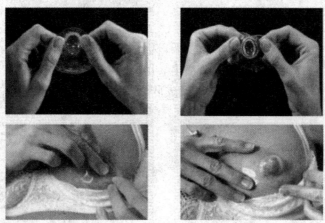

二、乳头皲裂

乳头皲裂是哺乳期乳头发生的浅表破损，常在哺乳期的第一周发生，初产妇多于经产妇，主要是婴儿吸吮的方法不正确造成的。乳头皲裂是哺乳期常见病，轻则乳头表面出现裂口，重则局部渗液渗血，日久不愈、反复发作，易形成小溃疡，处理不当又极易引发乳腺炎。

1.症状

乳头表面有大小不等的裂口、溃疡，或皮肤糜烂，并伴有皮肤瘙痒；有时沿着乳头基部发生裂痕很深的环状裂口，使乳头几乎从乳晕上脱落下来。产妇哺乳时痛不可忍，痛感宛如刀割，有时可伴有乳房硬块、疼痛；裂口中的分泌物干燥后结成黄色癣皮，故也常发生干燥性疼痛。严重时乳头可部分断裂，垂直的皲裂能使乳头分成两瓣。

2.病因

（1）乳头表皮较薄，富有韧性，容易皲裂。

（2）乳头内陷或过短，婴儿吸吮困难，吸乳时常用力过大，易损伤乳头。

（3）哺喂姿势不正确，未把大部分乳晕送入婴儿口中。

（4）使用肥皂或沐浴露之类刺激物，导致乳头干燥皲裂。

（5）乳汁对无破损乳房是没有危害的，还会有保护作用。

（6）婴儿口腔功能运动失调或口腔有炎症，在哺乳过程中将乳头咬破也可造成乳头皲裂。

（7）乳腺不通，宝宝吸吮困难，导致力度过大造成乳头皲裂。

3. 预防

（1）哺乳姿势正确。婴儿吸吮时要含住大部分乳晕，因为乳晕下面是乳汁集中处，婴儿吸吮姿势正确容易将乳汁吸出，也达到了保护乳头的目的，是预防乳头皲裂最有效的方法。

（2）每次喂奶每侧乳房以不超过 20 min 为好，如果乳头长时间地浸泡在婴儿口腔中易被损伤，而且婴儿口腔中的细菌可以通过破损的皮肤致乳房感染。

（3）喂奶完毕，一定要待婴儿口腔放松乳头后再将乳头轻轻拉出，生拉硬拽易导致乳头皮肤破损。

4. 护理

（1）每次喂奶前先做热敷，并按摩乳房刺激排乳，然后挤出少许奶水使乳晕变软，易于乳头与婴儿的口腔含接。

（2）喂奶时先吸吮健康侧乳房，如果两侧乳房都有皲裂，先吸吮症状较轻一侧，一定要让婴儿含住乳头及大部分乳晕，并经常变换喂奶姿势，以减轻用力吸吮对乳头的刺激。

（3）喂完奶用食指轻按婴儿下颌，待婴儿张口时趁机把乳头抽出，切不可生硬地将乳头从婴儿嘴里强行抽出。

（4）每次哺乳后挤出一点奶水涂抹在乳头及乳晕上，让乳头保持干燥，奶水中的蛋白质可促进乳头破损的修复。

（5）裂口疼痛严重时暂不让婴儿吸吮，用吸奶器及时吸出奶水，或用手指挤出奶水，以减轻炎症感染，促进裂口愈合，切不可在此期间回奶，否则容易留下隐患。

（6）每次喂奶前用温水清洗乳头乳晕，裂口处可以涂抹鱼肝油、维生素 E 油、红霉素眼膏、蛋黄油、紫草油等，以减少细菌感染的机会。

（7）哺乳后穿戴宽松内衣和胸罩，并放正乳头罩，有利于空气流通和皮肤的愈合。

（8）乳腺不通的，要多让宝宝吸吮，如果宝宝吸吮后，乳腺还是不通，要尽早寻求专业人士的帮助，以免加重病情。

五、注意事项

蛋黄油制作方法：取土鸡蛋 8 个，清洗干净后，放入水中煮熟，然后把蛋黄取出来捣碎，用文火煎出油即可。

紫草油制作方法：药店买 50 g 紫草，准备 100 mL 芝麻油。中火将油煮沸后，把

紫草放进去,然后晾凉备用。(适用于乳头皲裂、宝宝尿布疹、皮肤溃烂、湿疹、水火烫伤)

在按摩通乳过程中,要分辨清楚乳头皲裂是吸吮方式不正常引起的还是乳腺管不通引起的。对于喂奶姿势不正确引起的乳头皲裂,要指导产妇使用正确的喂奶姿势;对于乳腺管不通引起的乳头皲裂,要彻底疏通乳腺管,同时指导产妇修复方法。

六、特殊乳头处理

1. 扁平乳头

扁平乳头是指直径虽然在标准范围内,但长度却不够突出的乳头,约在 0.5 cm以下。

对于扁平乳头,哺乳技巧是让婴儿多吮吸。对婴儿而言,扁平乳头不容易吸到口腔深处,不过只要多让婴儿吸吮,转变成正常乳头的概率很大,婴儿也就能吸得轻松又顺利。

此外,也可以使用乳头保护器辅助哺乳。先把保护罩小心地以不碰触乳头的方式贴在乳房上,然后用手指摁住保护罩边缘。产妇将身体微微往前倾斜,再滴入乳汁到保护罩乳头部,婴儿可以以这样的方式喝到乳汁。只要婴儿吸吮,保护罩就会和乳房紧密贴合。如果乳汁不充足,可能无法正常使用保护罩,因此使用前应确保乳房已充满乳汁,同时要注意不可以用手指挡住保护罩的通气孔。

2. 小乳头

小乳头是指直径在 0.5 cm 以下的乳头。哺乳技巧是让婴儿含住乳晕并多吸吮。和扁平乳头一样,婴儿不容易含住小乳头,但只要让婴儿连乳晕一起含住,是可以吸到母乳的,而且只要持续哺喂母乳,乳头形状将会变得更加容易吸吮。此外还可以使用乳头保护罩辅助哺乳。

3. 巨大乳头

巨大乳头是指直径在 2.5 cm 以上的乳头。哺乳技巧为让婴儿多吸吮。婴儿刚开始吸巨大乳头时会比较困难,产妇可用手指轻轻揉捻乳头,使之变得细长再开始哺乳。经过一断时间,婴儿就会习惯产妇的巨大乳头。

第九节　特殊乳房按摩

一、急性乳腺炎

急性乳腺炎是指急性化脓性感染,是产褥期常见病,是引起产后发热的原因之一,最常见于哺乳期妇女,尤其是初产妇。哺乳期的任何时间均可发生,而哺乳的初期最为常见。

按摩方法：

（1）用手指顺乳头方向轻轻按摩，加压揉推，使乳汁流向开口，并用吸乳器吸乳，以吸通阻塞的乳腺管口，吸通后应尽量排空乳汁，避免瘀积。

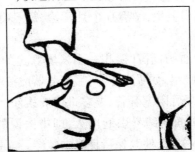

（2）患者取坐位或侧卧位，充分暴露胸部，先在患侧乳房涂上少许按摩油，然后双手掌由乳房四周沿乳腺管轻轻向乳头推扶。

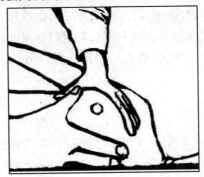

二、急性乳腺炎预防及哺乳

1. 产生原因

急性乳腺炎产生的主要原因是乳汁瘀积，乳汁瘀积有利于入侵细菌的生长繁殖。具体原因有：

（1）乳头过小或内陷，妨碍哺乳，孕妇产前未及时矫正乳头内陷，致使婴儿吮吸困难，且婴儿吮吸困难，易造成周围皮肤的破损，是细菌造成的感染途径。

（2）产妇没有及时将乳房内多余乳汁排空。

2. 乳腺炎的临床表现

急性乳腺炎初期，患侧乳房胀满、疼痛，哺乳时痛感更重，乳汁分泌不畅，乳房结块或有或无，全身症状可不明显，或伴有全身不适、食欲欠佳、胸闷烦躁等。之后，局部乳房变硬，肿块逐渐增大，此时可伴有明显的全身症状，如高烧、寒战、全身无力、大便干燥等。常可在4～5日内形成脓肿，出现乳房搏动性疼痛，局部皮肤红肿、透亮。成脓时肿块中央变软，按之有波动感。若为乳房深部脓肿，可出现全乳房肿胀、疼痛,产妇高热,但局部皮肤红肿及波动不明显,须经穿刺方可明确诊断。有时脓肿可有数个(先后不同时期形成),可穿破皮肤,或穿入乳管,使脓液从乳头溢出。

3. 预防方法

(1)做好妊娠期的乳房卫生,孕后6个月开始,每天用水清洁乳头、乳晕,以提高局部的抵抗力。

(2)一定要保持乳汁通畅,乳汁瘀积是引发乳腺炎的重要因素,绝不可忽视。应定时哺乳,每次将乳汁吸尽,如吸不尽,可用吸乳器或按摩挤出,以使乳汁尽量排空。如乳汁过稠,易发生凝乳阻塞乳管,要多进汤液饮食。

(3)产妇情绪要好,负面情绪易引起内火,即中医说的肝郁气滞,也能造成积奶。家庭成员对产妇要多关心,使其保持良好的情绪。

4. 哺乳的注意事项

(1)乳腺炎初期可以继续哺喂婴儿,但喂奶前应清洁乳头、婴儿的口腔及乳头周围,这样可起到疏通乳管,防止乳汁瘀积的作用。产妇体温达39 ℃时不宜哺乳。

(2)哺乳期要保持乳头清洁,定时哺乳,每次应尽可能将乳汁排空。

(3)不宜让婴儿含乳头睡觉,哺乳后用胸罩将乳房托起。乳母饮食宜清淡、易消化,忌辛辣。

三、产后乳汁自出

产后乳汁自出,是指产后乳汁不经婴儿吮吸即不断自然流出,又称"漏乳""产后乳汁溢候""乳汁自涌"等。临床表现为产后乳汁不经婴儿吮吸或挤压而自然溢出。一般流出为乳白色或黄白色的乳汁,而且乳房无结块,可有或无疼痛。

如乳母身体健康,营养充足,由于乳汁充沛而自然流出,一般认为是正常现象。也有因疾病而引起的乳汁自出,此病发生于产后,可能与乳腺腺管功能或结构异常有关,如与妊娠无关的溢乳则可能与内分泌紊乱有关。在这里主要向大家介绍的是疾病引起的产后乳汁自出。

1. 发生原因

产后乳汁自出的发病原因多是气血虚弱,阳明胃气不固,或肝经郁热、疏泄失常。

2. 症状

不同的病因所引起的症状也是不同的:

(1)气血虚弱,所引起的症状为乳房柔软、乳汁清稀、乳房无胀感、神疲气短、舌淡苔薄、脉细弱。

(2)肝经郁热,所引起的症状为乳房胀硬、乳汁浓稠、清志抑郁、烦躁易怒,甚或心悸少寐、便秘尿黄、舌质红、苔薄黄、脉弦数。

特别提示:

如为血性液疾病,有团块,应进一步检查以明确病因,排除乳癌。

3.按摩

如果是气血虚弱型,可按本技能点的"气血虚弱型按摩"来操作,如果是肝经郁热型,可按本技能点的"肝经郁热按摩"来操作。

四、产后乳房胀痛

产后乳房胀痛是许多产妇都会遇到的问题,乳房胀痛时,乳晕处变得很硬,乳头相应变短,婴儿吮吸时不容易含住乳头,母亲也因疼痛不愿喂奶。乳房胀痛加重时,还会影响产妇的手臂活动。

1.将奶挤出

可利用吸奶器包住整个乳头、乳晕部分,另一手将其固定,把奶吸出。

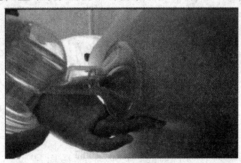

2.热敷乳房

准备一盆干净的热水,水温50～60 ℃,可依气温酌情增减。露出胸部,将毛巾从乳下2～3寸盖好。将温热毛巾覆盖两乳房,保持水温。最好两条毛巾交替使用,每1～2 min更换一次热毛巾,如此敷8～10 min即可。注意皮肤的反应,避免烫伤。

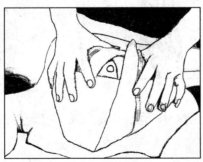

3.按摩乳房

按摩乳房的方法有以下几种:

(1)螺形按摩

从乳房基底部开始,向乳头方向以螺旋形状按摩整个乳房。

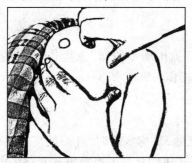 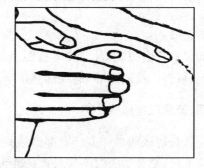

(2)环状按摩

利用双方托住整个乳房,由基底部向乳头以来回方向按摩。

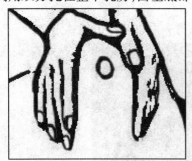 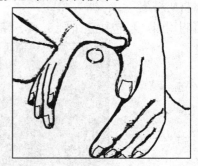

(3)按压按摩

双手拇指置于乳房之上,四指在乳房两侧,然后由基底部向乳头方向挤压,四侧都以这种方法来按摩。

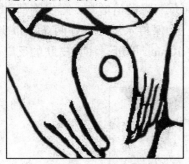 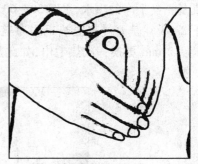

第十节 乳腺增生

一、概述

乳腺增生症是女性最常见的良性疾病,既不是肿瘤,也不属于炎症,从组织学表现看,是乳腺组织增生及退行性变,与内分泌功能紊乱密切相关。本病好发于中年妇女,青少年和绝经后妇女也有发生,当今城市职业妇女中50%~70%都有不同程度的乳腺增生。乳腺增生症常表现为乳房疼痛和乳腺结节,其危害并不在于疾病本身,而是心理压力,患病女性往往会担心自己是否患了乳腺癌或以后会发展成癌症。乳腺增生症有多种类型,如单纯性小叶增生(占乳腺增生症的大部分),只要注意调整心态,就可逐渐缓解。若乳腺小叶增生伴导管上皮增生,且呈现重度异形,则为癌前期病变(占极少部分),需积极治疗定期检查,防患于未然。

二、病因

乳腺在内分泌激素,特别是雌/孕激素的作用下,随着月经周期的变化,会有增生和复旧的变化。如果内分泌激素代谢失衡,雌激素水平增高,可以出现乳腺组织增生过度和复旧不全,经过一段时间以后,增生的乳腺组织不能完全消退,就会形成乳腺增生症。

三、临床表现

乳腺增生症在不同年龄段的女性中有不同表现,未婚女性、已婚未育、尚未哺乳的妇女,其主要症状为乳腺胀痛,可同时累及双侧,但多以一侧偏重。月经前乳腺胀痛明显,月经过后即见减轻并逐渐停止,下次月经来前疼痛再度出现,整个乳房有弥漫性结节感,并伴有触痛。35岁以上妇女主要症状是乳腺肿块,乳疼但触痛感较轻,且与月经周期无关。用手触摸乳房可摸到大小不等、扁圆形或不规则形、质地柔韧的结节,结节边界不清楚,与皮肤及深部组织无粘连,可被推动。45岁以上妇女主要临床表现为单个或多个散在的囊性肿物,边界清楚,多伴有钝疼、胀痛或烧灼感。绝经后妇女乳房腺体萎缩,囊性病变更为突出。乳房疼痛的严重程度与结节的有无并无相关性,疼痛感可向腋下、肩背部扩散,少数患者可伴发乳头溢液。由于病因来自身体内分泌功能紊乱,故除乳房方面的症状外,还可出现月经不调、脾气不好、爱出汗等症状。

四、检查

1. 乳房触诊

触诊是最直观的检查,女性乳房是凹凸不平的,许多妇女自己摸到的肿块只不过是正常乳腺凸起的区域,在每次月经到来前,这些肿块会变得更加明显且更容易触及。就乳腺肿块的特点而言,患乳腺增生症的女性常会同时或相继在两侧乳房发现多个大小不等、界限不清的结节,可被推动。乳腺纤维腺瘤肿块多为圆形或卵圆形,边界清楚、表面光滑,与皮肤及周围组织无粘连,活动度大,触之有滑脱感。乳腺癌的肿块多为单发结节,边缘不规则,多数质地较硬,常与皮肤粘连。

2. 彩超

彩超方便、无创伤，可多次重复检查。依据乳腺结节的形状、囊实性、与周围组织的关系，可对乳腺增生症、乳腺纤维腺瘤和乳腺癌做出鉴别诊断。

3.乳腺 X 线摄影

乳腺 X 线摄影具有较高的诊断价值，该影像能清晰显示乳腺各层组织及钙化灶，对鉴别良、恶性病变及早期发现乳腺癌具有一定优势，但对致密型乳腺（腺体密度大于70%）显像欠佳。

4.乳腺核磁共振

乳腺核磁共振能快速获得乳房内部结构的高精确度图像，无电离辐射，对人体没有不良影响。更适合乳房内多发小病灶、位置较深临近胸壁的病灶，以及置入乳房假体患者的检查，故彩超和乳腺 X 线拍摄到高度可疑病灶时，可进一步进行核磁共振检查。

5.乳腺病灶穿刺活检

乳腺结节时，为排除恶性病变，必要时可进行病灶穿刺检查，该项检查是一种创伤性活检，是诊断和排除乳腺癌的"金标准"。

五、诊断及分期

就乳腺增生症的临床表现而言无特异性，很多乳腺良、恶性疾病都可以出现乳房疼痛及乳腺结节，鉴别诊断很重要。乳腺增生症可以并发乳腺肿瘤，包括乳腺癌。故此，乳腺增生症的诊断应首先排除乳腺良、恶性肿瘤。

1.乳腺增生（Ⅰ期乳腺增生）

乳腺增生的症状可能只是乳房月经前一个星期左右出现疼痛感，而在月经之后疼痛感消失。这个时期的治疗也是最容易的，时间上也会比较短一些。

2.乳腺小叶增生（乳腺小叶末梢导管扩张症，Ⅱ期乳腺增生）

乳腺小叶增生患者的常见症状不仅仅是乳房疼痛，较Ⅰ期的疼痛症状，小叶增生期的乳房疼痛周期性不是那么明显，很多疼痛与情绪变化有关系，生气和劳累时都能明显地感觉到乳房刺痛。另外，疼痛还会辐射到肩部、背部等处，致使女性患者在做家务时间长或者是用电脑长时间工作时都会感到上肢酸痛。

3.囊性增生（乳腺导管扩张合并上皮细胞增生症，Ⅲ期乳腺增生）

囊性增生是乳腺二期增生的进一步发展，多发生在 40～55 岁。囊性增生的恶变率在70%以上，也就是说比良性纤维瘤的癌变概率都要高些，处于囊性增生期的女性更应该对疾病引起重视，积极治疗和定期检查是非常必要的。

4.乳腺囊肿病（Ⅳ期乳腺增生）

乳腺导管细胞及上皮细胞的大量堆积死亡，会形成囊肿性肿块，进而发展为乳腺囊肿病，癌变率在90%以上。

5.乳腺癌（Ⅴ期乳腺增生）

乳腺癌肿块大多数为孤立性的单个肿块，质地坚硬，与周围的组织界限不清。

目前医学界比较公认的乳腺增生的发病原因是内分泌失调。黄体素分泌减少、雌激素相对增多是乳腺增生发病的重要原因。乳腺增生的发病原因也包括精神因素。精神刺激可改变人体内环境,进而影响内分泌系统,导致某一种或几种激素的分泌出现异常。

精神过于紧张、情绪过于激动等不良精神因素,都可能使本来应该复原的乳腺增生组织得不到复原或复原不全,久而久之,便形成乳腺增生。另外,饮食结构不合理,如脂肪摄入过多,可影响卵巢的内分泌,强化雌激素对乳腺上皮细胞的刺激从而导致乳腺增生。

六、治疗

乳腺增生症是身体内分泌功能紊乱造成的,乳房疼痛感轻者,可调节心理,减轻压力,疼痛感重者推荐中医中药治疗,定期复查。

1. 心理治疗

乳腺增生症的发生往往与劳累、生活不规律、精神紧张、压力过重有关。治疗乳腺增生症首先就是要舒缓生活和工作压力,消除烦恼、心态平和,症状就可以缓解。

2. 中药治疗

中医认为乳腺增生症始于肝郁,而后血瘀痰凝成块,治宜疏肝理气、活血化瘀、软坚散结,柴胡、白芍、香附、橘叶、丹参、地龙为中医处方中的常用药。有些患者还可服用中成药,如:散结灵、乳块消、乳宁、乳康片、逍遥散或丹栀逍遥散(加味逍遥散)等。在排除乳腺恶性肿瘤的前提下还可试用中医外治疗法,如中药乳罩、针灸、按摩(按摩方法同肝郁气滞型缺乳)等。

3. 西药治疗

西药中激素类药物、碘制剂及三苯氧胺,可以缓解疼痛,因有一定的副作用,不作首选。维生素 A、维生素 B_6、维生素 E 也有调节性激素的作用,可作为乳腺增生症的辅助用药。

4. 手术治疗

乳腺增生症是内分泌代谢失衡所致,本身没有手术适应证,临床上遇到个别与乳腺癌不易鉴别的乳腺结节,亦可采用手术切除,经病理学检查以明确诊断。

七、预防

1. 建立良好的生活方式,调整生活节奏,保持心情舒畅。坚持体育锻炼,积极参加社交活动,避免和减少接触使精神、心理紧张的因素。

2. 学习和掌握乳房自我检查方法,养成每月 1 次的乳房自查习惯。自查最佳时间应选择在月经过后或两次月经中间,此时乳房比较松软,无胀痛,容易发现异常;已绝经的妇女可选择每月固定的时间进行乳房自查。自查中如发现异常或与以往不同体征时应及时到医院就诊。

3.积极参加乳腺癌筛查或每年 1 次乳腺体检。

第十一节　回　奶

一、回奶原因

母乳喂养好处虽多,但是许多母亲因以下特殊情况不能顺利进行母乳喂养时,必须回奶。

(1)乳头内陷不能吸出、乳头皮肤长期破裂、严重乳腺炎、恶性肿瘤、乳腺管闭锁、乳房畸形,以及乳房手术不能哺乳等情况。此外,产妇有肺结核、传染性肝炎、心脏病、重度妊娠中毒等病,产褥期精神病和一般传染病,也必须禁止哺乳。

(2)婴儿原因不得不断乳;正常婴儿吃奶达一定时间(10 个月或更长时间时)也可以根据实际情况断乳回乳。

二、回奶注意事项

回乳最好采取缓慢方式,大约在两个月内完成回乳比较适宜。这样不但对婴儿影响小,也可避免引起乳房急性严重反应。

有计划循序渐进地回乳的好处之一是母亲在特殊情况下能够灵活掌握。母亲一定要关注孩子的反应,观察哪种方法更适合自己。同时,某些情况下的吃奶(比如生病、受伤或者入睡前)对孩子来说必不可少,可以允许孩子继续吃,先断其他一般情况下的哺乳,最后断特殊情况下的哺乳。

许多母亲唯恐自己不主动采取断奶措施,孩子就会一直吃下去。事实上,孩子会主动离乳的,就像他们会逐渐摆脱孩子气的行为一样。这要视孩子的成长情况而定,最好等到孩子自动脱离对母乳的需要时自然断奶。这样的断奶方式最顺利也最容易,会避免诸多由于提早强行断奶而出现的情况。

每一个孩子的成长时间表都不一样,一般来说,自动断奶发生在 1 岁半到 3 岁之间,一岁以内的婴孩不会有自动断奶现象。

很多人都认为 8 个月以后母乳就没有营养了,事实上,母乳无论在什么时候都富含营养,如脂肪、蛋白质、钙和维生素等,尤其是对孩子身体健康至关重要的免疫因子。长期的母乳喂养,能够有效地预防诸多疾病的侵袭,比如耳道、肠胃和呼吸道等幼儿常见感染,以及幼儿癌症、少儿糖尿病、风湿性关节炎等重症。对于过敏体质的婴儿,可以母乳喂养至 2 岁以上。

国际卫生组织、国际母乳协会,以及美国卫生部等权威机构,也呼吁全球母亲们将母乳喂养坚持到孩子满 2 岁。

三、现代医学回乳方法

1. 维生素 B_6 回乳

给需要回乳的产妇口服维生素 B_6，每日 600 mg，有 93% 的乳母在 1 周内回奶获得成功。

2. 芒硝回乳

芒硝 250 g，加入适量开水将其溶化，用纱布或干净毛巾蘸净药液，热敷于双乳，再用乳罩束紧，早晚各 1 次。对于泌乳功能建立已超过 10 日以上者，可以用芒硝回乳，如果回乳效果不好。停药 4~5 天后，还有泌乳现象，但不会分泌很多，这时可以再用雌激素治疗，会有很好的回乳效果。

3. 乙烯雌酚回乳

乙烯雌酚是一种人工合成的雌激素，小剂量应用能刺激垂体前叶促性腺素分泌，大剂量应用能抑制垂体前叶促性腺激素和催乳素的分泌，故能用它来回乳。回乳采用的剂量是每次 5 mg，每日 3 次，共服 3~5 日。若剂量不够则不能达到回乳的效果。服用剂量过大时容易出现恶心、呕吐、厌食等症状。乙烯雌酚回乳功效显著而又确切，并可根据乳胀程度停用或递减，不需要其他辅助治疗。

4. 苯甲酸雌二醇回乳

苯甲酸雌二醇 2 mg，肌注。每日 1 次，直到泌乳停止。

四、中医回乳单方

中医回乳比较简单的做法是，回乳期间不让婴儿吮吸乳头，可以冷敷乳房，限制液体如牛奶、多脂肪蛋白质肉汤的摄入量等。常见的食疗验方回乳单方有：

1. 淡豆豉

淡豆豉 30 g，煎服，每日 1 剂，连用 3 天。

2. 生麦芽

生麦芽 60 g，加冷水浸泡 30 min，置锅中武火煮沸后，再用文火煮 20 min，滤去药渣，浓缩成 2 杯，分 2 次服，连服 3~5 日。炒麦芽 60 g，水煎分次服用，每日 1 剂。

《本草纲目》中对麦芽阐述得十清楚：麦芽甘、微温，实为消食和中，下气退乳之良药。然而在使用麦芽回乳时是生用或炒用，从古至今临床上仍是混淆不清。如《丹溪心法》载："产后发热，乳汁不通及膨，无子当消者，用麦芽二两炒，研细末，清汤调下，作四服。"又如《医宗金鉴.妇科心法要诀》曰："产后乳汁暴涌不止者，乃气血大虚，预断乳者，用麦芽炒熟、熬汤作茶饮。"

3. 花椒

取花椒 6 g，水 400 mL，浸泡后煎水浓缩为 200 mL，加红糖 30~60 g，于断乳当天趁热 1 次饮下，每日 1 次，1~3 日可回乳。

4. 面引子

面引子即生大饼100 g,对分,贴在乳房上面而露出乳头,2 日左右乳胀即消退。

5. 八角茴香

八角茴香10 g,煮汁服,每日 2 次,连服 3 日。

6. 麦麸

小麦麸10 g,红糖50 g,将麦麸放进锅内炒黄后,加糖再炒,趁热吃,要常吃。

7. 枇杷叶

枇杷叶10 g,去毛后水煎服。

8. 豆浆

豆浆、砂糖各适量。砂糖入豆浆内,混合服之,用该法 1 次见效。若误服而致缺乳者,则催乳甚难。

9. 番泻叶

番泻叶4 g,加开水200 ~ 300 mL,浸泡 10 min 为 1 日量,分2 ~ 3 次口服。

10. 胆南星

胆南星10 g,研成细粉,用醋调成糊状,敷于乳房,每日换药 1 次。

五、中医回乳验方

中医回乳验方如下:

(1)验方 1:炒麦芽60 g,茶叶5 g,同煎一小碗,随时饮用,每日 1 剂。

(2)验方 2:焦麦芽30 g,桃仁、泽兰、红花、当归各6 g,赤芍、怀牛膝各9 g、川芎3 g。水煎分 2 次服,每日 1 剂。一般 1 次可回乳。

(3)验方 3:神曲、蒲公英各60 g。水煎分 2 次服,每日 1 剂。并趁热将药渣用纱布包好,放在乳房上热敷 15 ~ 30 min。

(4)验方 4:粳米100 g,超麦芽30 g,枳壳6 g,红糖适量。锅置火上,放适量清水,加入炒麦芽、枳壳煎煮后去渣,放入粳米煮粥,等粥熟时,加入红糖搅拌溶化后分 2 次服。

(5)验方 5:蒲公英、炒麦芽各60 g,神曲30 g,花椒15 g。水煎 2 遍取药液混匀,早晚分服,每日 1 剂。

六、回奶按摩手法

以前大家都认为断奶时不要再给宝宝吸母乳,也不要用手去挤奶、吸奶器吸奶,其实奶汁分泌以后留在乳腺里并不是什么好事,应该排出,在口服中药的情况下,应通过按摩手法排出已经分泌的乳汁。乳房按摩还有丰胸、美胸的作用,以下为常用按摩步骤:

(1)乳房保健按摩师双手抹上介质,温暖双手,均匀地涂抹在乳房上,左右手交替画圆,注意整个手掌都要贴在乳房上。

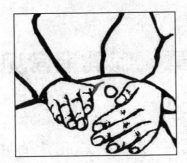

（2）双手从乳房的根部向乳头方向按摩。

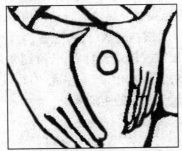

（3）轻揉乳腺管，仔细地把乳腺管内的乳汁全部排出来。

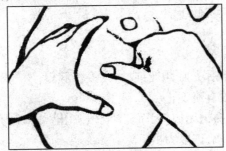

（4）单手由乳根部向上推两侧交替往上提推。

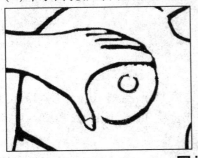 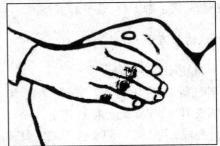

第五章 哺乳期常见问题

第一节 产后乳汁自出

哺乳期中,乳汁不经挤压或婴儿吸吮而自然流出者,称为产后乳汁自出,亦称"漏乳"。如果乳母体态健壮,精神饱满,气血充盈,乳汁颇丰,乳胀时便有少量溢乳;或到了喂奶时间,乳母思欲授乳则乳自出;若听到婴儿啼哭声,乳汁自出;或在婴儿吃奶之时,吃右乳,左边乳汁自出,或吃左乳,右边乳汁自出;或断乳之初乳汁难断而自出者,均不为病,属于正常的生理现象。

一、症状

哺乳期乳汁不经挤压或婴儿吸吮而自流出,量少、质清稀、乳房柔软,产妇乏力、面色不华、色淡、苔少、脉缓弱。

二、病因

1. 气血虚弱。因产后失血耗气,或饮食损伤脾胃,中气不足,乳脉不能摄纳乳汁。乳汁随化随出而致自流不止。

2. 产后脾胃虚弱,摄纳无权,因而乳汁随化随出。表现为乳房不胀,乳汁清稀,亦见气短乏力等,宜补血,佐以固摄。

3. 肝火亢盛,疏泄太过,以致乳汁自溢而出。表现为乳房胀满,乳汁较浓,产妇烦躁易怒,口苦咽干等,宜平肝清热。

三、治疗方法

1. 气虚引起的漏奶

补气益血,佐以通乳。方药:黄芪30 g、党参15 g、当归10 g、白术15 g、柴胡5 g、陈皮10 g、甘草5 g、大枣10 g、升麻5 g;或黄芪30 g、枣15 g、鹌鹑一只、淮山130 g、熟地15 g、芡实30 g 一天之内服完。

2. 肝经郁热型引起的漏奶

肝解郁,清热敛乳。方药:白芍10 g、当归10 g、炒白术15 g、熟地黄10 g、甘草3 g、夏枯草10 g。

第二节　生理性胀奶

生理性胀奶是产后最常见的问题,常发生于产后 2 ~ 7 天,高发于产后 3 ~ 5 天。发生率为20%左右,产后第 2 天乳房开始微微发胀,如果宝宝没有及时有效吸吮,到第 3 天,双乳胀满、疼痛、出现硬结,有的延及腋窝部的副乳疼痛、肿大,甚至延及背部疼痛。两个乳房就像两个硬球一样,沉甸甸地挂在产妇的胸前,看起来紧绷发亮,没有弹性,严重者一触即痛,衣服都不能贴着皮肤,少数患者伴有低热。

一、原因

1. 生理因素

生理性胀奶是乳腺淋巴潴留、静脉充盈和间质水肿以及乳腺导管不畅所致。如果孕期或孕前期患有乳腺增生、囊肿、纤维瘤等乳腺疾病也会加重生理性胀痛的严重程度。妊娠期,乳房在雌激素的作用下,腺泡开始增生发育,体积增大。乳腺处于相对静止、弯曲、闭合状态。胎盘娩出后,孕激素雌激素水平下降,泌乳素开始快速上升,静止状态中的乳腺管等急剧发育,为产后泌乳作准备,产后大多数妈妈会有少量的初乳分泌,而大量的乳汁分泌,一般是在产后的 3 ~ 7 天,这时产妇会有明显的乳房胀痛,乳房表面温度升高并伴有低热,有时还会看见充盈的静脉,一般到产后 7 天,乳腺通畅后,疼痛感可得缓解。

2. 外在因素

(1)未做到早吸吮:很多产妇及其家人认为,刚生完孩子没有乳汁就不必给孩子喂母乳,错过了早吸吮的最佳时机。

(2)剖宫产的产妇由于伤口受限等诸多不适因素引起乳房胀痛。

(3)乳头条件不佳:乳头扁平和凹陷时宝宝不吸。

(4)过早添加配方奶:产妇见宝宝含接不到乳头哭闹而焦急,导致对母乳喂养失去信心,改用人工喂养。

(5)母婴分离:很多宝宝因早产、黄疸、生产时吸入羊水等,刚出生就进入新生儿科,导致母婴分离。由于得不到新生儿及时有效的吸吮,乳房胀痛更易发生。

(6)错误饮食:过早食用大量的浓汤,致乳汁浓稠而难以流动,引起产后乳房胀痛。

二、表现

1. 乳房肿胀的程度可分为 4 型。

(1)1 型:乳房柔软无硬结、无压痛,用手挤压会伴有几滴清水样乳汁或无乳汁。(一般在产后 1 ~ 2 天)

（2）2 型：乳房开始有微微胀感，出奶不畅，部分乳腺管不畅通，局部开始出现硬结，轻轻按压有压痛感，新生儿吸奶时产妇感觉乳头有轻微疼痛感。（一般发生在产后 2~3 天）

（3）3 型：双乳房开始出现疼痛，乳房皮肤失去弹性，乳房变得饱满紧致，有明显胀痛，腋下淋巴结肿大。新生儿不愿吸吮，新生儿吸奶时乳头疼痛加剧。（一般发生在产后 3~4 天）

（4）4 型：乳房皮肤颜色由红变紫，紧绷发亮，乳房整体无弹性或双侧腋下淋巴结肿大，并伴有微热或者高热，病人对触摸乳房有恐惧感。新生儿吸奶时哭闹发脾气或拒绝吸奶，乳头破损出血。（高发于产后 3~5 天）

在临床上 1，2 型的乳房胀痛往往容易被产妇和催乳师忽视。如果 1，2 型乳房胀痛处理不及时，很容易发展成 3，4 型，（3 型、4 型乳房也就是催乳师俗称的"石头奶"）。

2. 乳房胀痛程度分类

（1）轻度胀痛：奶水分泌过多，乳房过度充盈。刚出生的宝宝的食量比较小，但是产妇分泌的乳汁过多，超过新生儿的需要，每次吃不空，越积越多，最后导致乳房胀奶疼痛。这类乳房的乳腺组织特别丰富，做完按摩后，奶水会排出来很多，乳房胀痛的情况基本上马上消失。产妇感觉胸部好像卸下了千斤巨石，浑身舒畅。通乳的效果立竿见影。

（2）重度胀痛：乳房胀奶水肿严重，皮肤紧绷无弹性；乳汁分泌很少，乳汁似水样清稀，在整个按摩过程中只有少量奶水出来，里面像充满了空气。在按摩结束后，产妇的乳房有轻微变化，乳房疼痛感略微减轻，但是肿胀感依然存在。主要原因是妊娠期乳腺中的乳管末端导管未充分发育成乳腺小叶，生产后因为泌乳的需要，乳房体积增长速度过快，静脉充盈，造成血液循环加快，引起的乳房组织生理性水肿。按摩以后，出奶的速度会比按摩前流畅，宝宝也爱吸吮。只要宝宝多吸吮，不仅奶水分泌顺畅，产妇乳胀的情况也会相应缓解。

生理性胀奶的持续时间因人而已，因乳房的发育而异。胀奶持续时间最长不超过 48 小时。

三、护理

（一）外敷法

（1）温敷法：将毛巾在 50~60℃ 的热水中浸透并拧干，热敷乳房，双手在毛巾上由乳房的根部（底部）向乳头方向轻柔以揉通乳腺管，在此基础上再挤通乳头的开口处。热敷能促进血液循环、扩张乳腺管，轻柔能刺激乳腺管，引起泌乳反射，促进排乳通畅。需要注意的是，热敷后一定要把乳腺管疏通，将奶水排出来。如果催乳师手法不到位，乳腺不能有效疏通，奶水不能排出来，热敷不仅没起到作用，反而会加重乳房胀痛的程度。

（2）仙人掌（芦荟）外敷：新鲜仙人掌去刺捣碎外敷乳房 20～30min 再按摩挤奶，可有效缓解产妇乳房肿痛。

（3）卷心菜、土豆片外敷：土豆切成薄片外敷在乳房上，或把卷心菜捣碎外敷在乳房上都可有效缓解乳房胀痛。

（4）发面团妙用：100g 发酵面敷于乳房表面，露出乳头，3～4h 后用温水洗去发酵面，如果乳胀未缓解，可重用发酵面团外敷乳房。发酵面中含有麦芽，麦芽是一种肌肉松弛剂，可使乳房局部肌肉松弛，在消肿止痛的基础上，解除乳腺管不通畅的状况，可通过乳房表层毛孔吸收进入人体，调气活血，从根本缓解乳胀，解除痛苦。

（二）物理推拿疗法

（1）五指抓抖法：在哺乳之前一只手自然弯曲呈弓型，抓住乳房根部肌肉做上下、左右抖动 3～5 min，然后挤奶，反复进行数次，再用一只食指、拇指相对分别放在乳头根部外侧 2～3 cm 处，向胸壁方向依次挤压，直到奶水出来。（2）按摩法：在产后第一天还没有发生乳房胀痛前，即可进行穴位按摩，选择乳中、乳根、膻中、中府 4 个穴位按，并结合全乳房按摩。

（三）按摩

1. 按摩前的准备工作

（1）脸盆、热水、小方巾、植物油、产褥垫。

（2）催乳师事先清洗好自己的双手。

2. 按摩方法

（1）产妇仰卧在床上，催乳师用 40℃左右的温水清洗乳房。

（2）在乳头上涂抹麻油，清洗乳头分泌物（清洗乳头非常重要，孕期的分泌物很容易堵塞乳孔），使乳孔通透。

（3）双手循环抚摸乳房，可以有效缓解产妇的紧张情绪。

（4）换 50～60℃的温水热敷乳房 10 min 左右后，用双手握住乳房基底部向乳头方向提起，并向上滑动。

（5）用拇指从乳房基底部顺着乳腺管用螺旋打圈方式往乳头方向揉，疏通每条乳腺管。

（6）沿乳房四周顺时针方向旋转按摩，以揉散大面积的硬块；

（7）推揉八条乳腺：米字型按摩（①膻中—神封—乳中；②灵墟—乳中；③屋翳—膺窗—乳中；④胸乡—乳中；⑤天溪—天池—乳中；⑥食窦—乳中；⑦期门—乳根—乳中；⑧中庭—步廊—乳中），自乳根向乳头方向推进数次，至乳晕处。

（8）用食指和拇指捏住乳头向上牵拉，使乳头与乳颈部伸长。

（9）拇指和食指对称放在乳晕旁边，挤压乳晕下方乳窦处，使乳汁流出，反复进行 3~5 次。

四、注意事项

1. 注意按摩力度应由轻到重,循序渐进,切忌使用蛮力,以不引起产妇疼痛为宜。

2. 最佳开奶时间:顺产 48 h 左右;剖宫产 72 h 左右。

3. 按摩结束后,指导产妇正确抱宝宝的方法和喂奶姿势,确保宝宝吃上母乳后再离开。

4. 明确告诉产妇,宝宝出生头 7 天,即使暂时性的奶水少,也不要喝下奶的浓汤,多喝热水和蔬菜汤。

5. 指导产妇正确的哺乳方法,包括喂母乳时间和次数,确保母乳喂养成功。(每天 10~12 次,每次 30~40 min,要把两个乳房喂空)

6. 指导产妇合理安排休息时间,做到和宝宝同步,宝宝睡则产妇睡,宝宝哭闹则产妇喂奶。保持宝宝有效地吸吮。

7. 产妇心情舒畅,合理饮食和睡眠,是母乳分泌的重要条件。

五、饮食调理

分娩后的前 7 天,由于孕期补充了大量的营养物质,又没有进行太多运动,建议产妇清淡饮食,多吃一些补气血又容易消化吸收,同时有利于恶露排出的食物,如小米粥、面条、酒酿鸡蛋等。

第三节 乳房堵塞

一、乳头堵塞

大多表现为乳头白点、白泡、乳头表面溃疡。

1. 准备工作

(1)脸盆、热水、小方巾、植物油、产褥垫。

(2)催乳师事先清洗好自己的双手。

2. 按摩方法

(1)用常规手法先疏通乳腺。

(2)疏通乳腺后,利用奶水喷射而出的冲力冲破白点,使白点下面的乳腺管通畅。

(3)如果白点角质层比较厚,可以用消毒后的一次性放血笔对应白点下面的乳孔,把白点刺破,再用按摩把里面淤积的奶水排出来。也可以用红霉素眼膏反复涂擦白点,直到白点软化,再按摩把下面淤积的奶水排出。乳头白点是乳汁淤积中最简单的一种堵塞,是最容易处理的。

二、乳晕堵塞

乳晕也就是输乳管窦堵塞,表现为乳头僵硬、无弹性,乳头、乳晕之间的间距变短,乳晕处变得很硬,乳头相对变硬,新生儿吸吮时含不稳乳头。

1. **准备工作**

(1)脸盆、热水、小方巾、植物油、产褥垫。

(2)催乳师事先清洗好双手。

2. **按摩方法**

(1)产妇取仰卧位,催乳师坐在床的一侧,先用温水清洗产妇乳房。

(2)双手搓热,挤出适量按摩油均匀涂在乳房上。

(3)大拇指放在乳晕和乳房交界的边缘,轻轻往乳头方向揉推,反复多次。

(4)大拇指和食指对称地放在乳晕两边,把乳头向上提拉,把乳头乳晕处按摩软。

(5)双手放在乳房的根部,从乳房根部向乳头方向按摩。

(6)一只手握乳房,另一只手大拇指再从乳晕的边缘向乳头方向按摩、揉推。

(7)一只手握住乳房,另一只手的大拇指和食指对称地放在乳晕的边缘,两指有节奏地向胸壁方向轻轻下压,反复压放将乳汁挤出。

三、注意事项

1. 乳晕处堵塞时乳头变短,宝宝最不容易含接。

2. 关键是将乳晕按摩软,让宝宝可以有效吸吮奶水。做完后一定要让宝宝吸上母乳,如果宝宝吸到母乳,问题就解决了。

3. 乳汁淤积后奶水会相对减少,这是暂时现象。做通乳时要告知产妇,等乳腺彻底通畅了再喝下奶汤,乳腺没疏通前,禁止喝下奶汤。

4. 乳晕处堵塞,一般都是堵塞时间过久,已经感染炎症,可用蒲公英消炎。

5. 如果产妇伴有明显的上火症状,要叮嘱产妇禁止食用上火食物,以免加重病情。

第四节　乳腺囊肿

乳腺囊肿是乳房的良性病变,病变的乳腺上皮细胞有明显的浆分泌而且潴留于导管组织产生囊肿。乳腺囊肿多位于乳房中央、乳头周围,特别好发于乳头上方。患者常有乳房炎症及乳房外伤史,致使大导管口阻塞。囊肿多为孤立性肿块,黄豆大或乒乓球大,直径可达5 cm以上,球形,外表面光滑,与周围组织界限清楚,可活动,质软,有弹性触感。有的乳腺囊肿可与乳房其他疾病并存。乳房囊肿应做针吸穿刺细胞学检查,如有的混有血性液体、多次治疗不消失等,均应手术切除,少数患者可于绝经后自行消失。

1.乳腺囊肿

常见的乳腺囊肿有乳房单纯囊肿和积乳囊肿。

(1)单纯囊肿是乳腺的分泌物潴留于导管组织而产生的病变,病变部位的乳腺上皮细胞有明显的浆分泌物,是内分泌素乱引起导管上皮增生,管内细胞多,致使导管延伸、迁曲、折叠处前壁因缺血而发生坏死,形成囊肿。患者往往无意中发现肿块。肿块呈圆形、椭圆形或卵圆形,表面光滑,边界清楚,可活动,单发或多发,囊肿常发生于月经来潮前,乳房常感胀痛。

(2)积乳囊肿又称乳汁潴留样囊肿,在哺乳期常见,主要是哺乳期某导管阻塞引起乳汁淤积而形成囊肿,常发于妊娠期、哺乳期或哺乳期过后。肿块多呈圆形或卵圆形,表面光滑,有囊性触感,边界清楚,活动度大,与皮肤无粘连。囊肿可见于乳房的任何部位,常发于乳头、乳晕处和腋下,也有发生于乳房深部者。继发感染时,可见局部红、肿、热、痛等炎症反应,患侧腋窝有淋巴结肿大现象,中医属“乳癖”范畴,中医认为囊肿是肝郁气滞、运化失司、痰浊血淤互结而成。

2.乳腺囊肿食物疗法

(1)海带、豆腐煮汤食用,可加少许食醋。

(2)黑芝麻15 g,核桃仁5 粒,蜂蜜1~2 匙冲食。

(3)山植桔饼茶:生山楂10 g,桔饼7 个,沸水泡之,待茶煮沸时,再加蜂蜜1~2 匙当茶饮。

(4)橘核10 g,丝瓜络8 g煮水喝。

3.穴位治疗法

(1)气血虚弱型:膻中、脾俞。

(2)肝经郁热型:胃俞、足三里、三阴交、肝俞、膻中、肩并、期门、太冲、行间、内关。

第五节　乳腺小叶增生

乳腺小叶增生是乳腺的常见病,可能与内分泌功能紊乱、雌激素分泌增多、黄体素分泌减少等有关。好发于20~40 岁之间的妇女,多为双侧性,亦可有单侧包块,有单个结节或有多个小结节,有边界不清的也有边界清楚的乳腺增厚区。半数患者有局限性疼痛,轻者如针刺,重者可扩散至肩部、上肢及胸背,乳房疼痛多与月经有关,一般经前疼痛明显,经后消失或减轻。少数患者有乳头溢液史,可为血性或浆液性分泌物。

根据乳腺的形态变化特点,小叶增生可分为三种,即腺性小叶增生(又称乳腺病)、囊性小叶增生和纤维小叶增生。腺性小叶增生系小叶内管泡及纤维结缔组织的增生。囊性增生主要是因为导管上皮增生,管腔极度扩大。纤维小叶增生以纤维组织增生为主。

一、病因

1. 肝郁气滞、忧郁思虑、情志不遂、肝失条达、气郁成结、阻于乳络,遂成本病。
2. 痰浊凝结、脾失健运、湿聚成痰、痰湿阻滞乳络而成。
3. 肝肾阴虚、劳欲过度,或病久损及肝肾、阴虚血少、经络失养而成。

二、症状

1. 肝郁气滞,乳房有包块,兼见头晕胸闷、嗳噫不舒、乳房及小腹胀痛、经行不畅、苔薄、脉弦。
2. 痰浊凝结,乳房有包块,兼见眩晕、恶心、胸闷脘痞、食少便溏、咳吐痰涎、苔腻、脉滑。
3. 肝肾阴虚,乳房有包块,兼见午后潮热、面色晦暗、头晕耳鸣、腰酸疲倦、月经量少色淡、舌淡、脉细数。

三、疗法

调理肝脾化痰通络穴位刺激按摩:膻中、乳根、太冲、丰隆、屋翳、乳根,疏调乳络之气血。膻中为气之会,可调气宽胸。太冲为足厥阴肝经原穴,可疏肝解郁、化痰散结。肝郁气滞者,加太冲、期门;痰浊凝结者,加脾俞、足三里;肝肾阴虚者,加肾俞、三阴交。一般在行经前治疗效果更显著。一般不建议在哺乳期治疗,效果不佳,肿块多受激素影响。患者应注意调节情绪,勿大怒大悲,过于劳累,否则会加重病情。

第六节　宝宝不吸母乳

一、宝宝不吸奶的原因

1. 很多新手妈妈的哺乳姿势不正确,因此宝宝很难吸到母乳,有些性急的宝宝,如果一时含不到乳头就会着急地发脾气,怎么也不吃妈妈的母乳,家里人会错误地以为是宝宝不吸母乳。
2. 妈妈乳腺管不通,乳腺堵塞,宝宝吸起来会很累,所以也不愿意吸吮。

3.奶瓶的出乳孔大,吃起来轻松,而母乳吃起来比较累,常吸奶瓶的宝宝相对来说也不爱吸母乳。

二、处理方法

1.母乳喂养姿势正确。

2.在宝宝半饿状态时,或困意来临时喂母乳,因为这个时候,宝宝不会因为饿了而着急地哭闹,同时没有那么饿,也会比较有耐心吃母乳。

3.及早疏通乳腺,奶水来得快,宝宝吸起来也轻松。

4.妈妈要保持良好的心态,自信可以母乳成功;宝宝急时,妈妈不能急,只要妈妈有足够的耐心,渐渐地就可以纠正过来。

5.习惯了奶瓶的宝宝,可以在喂奶时挤一点乳汁在乳头上,然后把乳头放在宝宝的嘴唇边擦来擦去,刺激他吸的欲望。

6.可以在宝宝实在不吸乳头时,将装满奶水的奶倒放在乳头上方,宝宝含妈妈乳头时,倒放在乳头上的奶瓶的奶水就可以流下来,这样宝宝就能轻松地吸到奶,他以为是妈妈的奶水,从而刺激宝宝吸吮妈妈的乳头。

第七节　大小乳房

大小乳房可由多种原因引起,有生理性的也有病理性的,有暂时性的也有永久性的。青春期少女的两侧乳房可出现生理性一大一小,通常是对体内雌激素、孕激素的敏感性较强的一侧乳芽先发育,且生长较快而显得较大;敏感性较差的一侧乳芽因发育迟缓,生长较慢而显得较小,随着发育成熟,两侧乳房会逐渐趋向对称,这种暂时性的两侧乳房大小不一的表现属于正常生理现象,不必担心。

哺乳期出现大小乳房是喂奶方式不当造成的,有些产妇在哺乳时有意或无意地只让宝宝吃一侧乳房,或先喂一侧的乳房。宝宝常吃的乳房奶水越来越多,宝宝也就越喜欢吸,进而乳房越来越大。吃的少的一侧乳房的乳汁分泌必会逐渐减少,进而乳房相对较小。

哺乳期形成的大小乳房可以通调整喂奶方式来改变,先给宝宝吃乳房小奶水少的一侧,时间和次数也要相对延长,慢慢地就可以调整过来。待两边乳房大小差不多时,就要交叉喂养,即先喂一侧乳房,吸完后再喂另一侧,下次喂奶时要调整顺序,先喂上次后吃的那侧乳房,后吃上次先吃的那侧乳房,之后依次类推,这样可使两侧乳房乳汁分泌均匀,而且不会造成两个乳房大小不一。

第八节 慢性乳腺炎

慢性乳腺炎是乳腺炎的一种,在哺乳期十分常见,慢性乳腺炎是因为乳腺导管上皮不规则增生,分泌功能素乱,乳头和乳腺导管内分泌物积聚导致导管扩张,产生的化学物质不断刺激周围组织产生慢性炎症。早期症状不明显,起病慢,病程较长。乳内可触及肿块,以肿块为主要表现,肿块质地较硬,边界不清,有压痛,可以与皮肤粘连,肿块不破溃,不易成脓,皮肤温度也不高。

一、病因

慢性乳腺炎的病因一是急性乳腺炎失治、误治,如只使用了抗生素,而没及时疏通乳腺管,乳汁淤积没有及时排出,导致感染而反复出现乳腺炎;二是发病后,长期的致炎因子刺激,如遇乳汁淤积排乳不畅形成硬块导致炎症病情明显;三是热毒内盛、乳汁淤积、产后便秘小便短赤、口腔溃疡、长痘痘等内火旺的产妇,当抵抗力下降时,容易出现乳头水肿发炎、乳汁淤积等引起慢性乳腺炎。

二、表现

1.乳腺管阻塞

常见于继发性的乳汁淤积、不完全吸空乳房、长时间不哺乳及乳房局部受压。乳腺管堵塞后,乳汁淤积形成硬块。硬块随着宝宝的吸吮而变化,如果宝宝吸吮力大,乳腺相对通畅些,硬块会变小,疼痛不明显;如果宝宝长时间不吸吮,硬块就会变大,压痛就会明显。当产妇机体免疫力降低时,会伴有反复低烧。

2.乳头白点白泡

哺乳期反复出现乳头白点白泡,大多发生在产后一周之后,也可发生在整个哺乳期。其特点是乳房突然出现大面积硬块,乳房出奶不畅,喂奶时乳头疼痛剧烈,仔细检查发现乳头白点白泡。主要是致炎因子所致。

三、疗法

1.按摩前的准备工作

(1)脸盆、热水、小方巾、植物油、产褥垫。

(2)催乳师事先清洗自己的双手。

2.按摩方法

(1)产妇取仰卧位,催乳师坐于产妇身侧,先清洗产妇乳房,40℃左右的水温温敷乳房5 min左右。

(2)双手握住乳房,从乳房的根部往乳头方向捋。

（3）左手托住患乳，然后用右手的大拇指，采用推揉的手法，由淤积硬块的外缘向乳头方向逐步推赶并轻揉挤，反复按摩，以疏通患乳的硬结肿块。

（4）用右手的五个指腹顺输乳管的放射方向，从乳根部至乳晕处，轻拿揉推。

（5）一只手握住乳房，另一只手五指抖动乳房，轻轻捏动并提动乳头。

（6）用右手大拇指和食指夹持乳晕以及乳头部，不断向外轻轻挑提，促使乳汁排出。

（7）可点按背部天宗穴，揉推肩胛骨、膀胱经。

四、注意事项

（1）乳腺炎产妇禁食油炸、辛辣、鱼腥类食品。

（2）体温 38.5℃ 以下者，可以继续母乳；体温超过 38.5 ℃ 者，暂时停喂母乳，改用吸奶器吸奶，每两小时吸一次。

（3）乳腺炎后，奶水会相对减少，这是暂时现象。做通乳时要告知产妇，乳腺通畅后奶水很快就会增加。

（4）乳腺没疏通前，禁止喝下奶汤，否则越喝越容易加重堵塞。

（5）做完通乳后，建议产妇用蒲公英煮水喝以消炎。如果中药吃了效果不好，建议产妇去医院输液消炎。

（6）如果产妇伴有明显的上火症状，可以在少商、商阳、少泽、耳尖点刺放血。

（7）长期堵塞引起的乳腺炎，可配合后背刮痧。

（8）叮嘱产妇喝大量热水，通过代谢排出热毒。

（9）乳腺炎高热者，不宜开空调以免体内热气散发不出来影响乳腺炎的治疗。

（10）产妇要避免焦虑情绪，保持好心情。

（11）可外敷蒲公英渣滓、仙人掌或芦荟来清热凉血。

（12）清淡饮食，多食蔬菜、水果，禁止食用下奶汤水。

第九节　副　　乳

副乳是指人体除了正常乳房外出现的多余乳房。它常为发育不全的组织，多数像婴儿的乳房，或者只有一点皮肤色素加深，中央可有一点点皮肤增厚，类似小小的乳头。有的副乳仅有乳腺，有的副乳仅有乳头，但在某些人腋部可见完整的乳体（乳头、乳晕、腺体），且较大。月经前，副乳也发胀疼痛，妊娠时明显增大，有的在哺乳期甚至还分泌乳汁。一般在腋前或腋下，也可发生在胸部正常乳房的上下、腹部、腹股沟等部位。其发生率为 1% ~6% ，常有遗传性。

一、病因

在胚胎早期自腋部至腹股沟出现两排乳腺胚芽,呈多个突起。从胚胎第九周起,这些乳腺大多开始退化,仅留下胸前一对,继续发育成为乳房。若其他部位的乳腺继续发育增大,则成为副乳,可发生在单侧或双侧。副乳可能是尚未退化完全的结果,也可能是外力使乳房变形的结果。长期穿着不当的内衣,会造成对胸部的压迫,很容易把原来属胸部的肉往外推,形成副乳。

二、症状

(1)有乳腺组织无乳头

(2)有乳头无乳腺组织

(3)有乳头又有乳腺组织

(4)假性副乳

假性副乳多半是后天肥胖或者穿衣不当造成,例如穿衣方式不对,内衣尺寸不合,或者是经常穿戴无肩带、半罩式内衣,这些都可能使胸部无法集中,长期下来会在外胸部或腋下造成局部脂肪,形成副乳。

5. 孕期副乳

有些女性在怀孕后期,随着乳房的发育,副乳也会相应地发育出来。这是妊娠期激素分泌量过高对副乳产生刺激,使副乳组织形成,表现为腋前或腋下有一些小突起或包块样的肿物。

6. 哺乳期副乳

大多发生在产后前7天。随着婴儿的出生,有些产妇由于身体强壮,奶水分泌过多,而宝宝需求量太小,从而乳汁供过于求,奶水无法及时排出体外,而回流到腋下淋巴结引起副乳;或是由于乳腺管不通、乳汁过稠等,婴儿无法吸吮到妈妈的乳汁致使奶水回流,引起副乳。

三、护理方法

(1)按摩方法与生理性胀奶的按摩方法前6条相同。

(2)正常乳房疏通好后,开始按摩副乳。

(3)用毛巾热敷副乳。

(4)将副乳里面的奶水向着正常的乳头方向推动。

(5)推揉八大乳腺。虎口托住乳房,另一只手食指和中指或者大拇指以乳头为中心沿米字型方向按摩(膻中—神封—乳中;灵墟—乳中—屋翳—膺窗—乳中;胸乡—乳中;天溪—乳中;食窦—乳中;期门—乳根—乳中;中庭—步廊—乳中)。自乳根向乳头方向推进数次,至乳晕处。

（6）拇指、食指对称放在乳晕旁边,挤压乳晕下方乳窦处,使乳汁流出,反复进行 3～5 次,直到奶水越流越多。

四、注意事项

（1）按摩力度应由轻到重。以不引起产妇疼痛为宜,循序渐进,切忌使用蛮力。

（2）按摩结束后,指导产妇正确喂奶姿势,确保宝宝吃上母乳再离开。

（3）产妇保持心情舒畅,合理饮食和睡眠,是母乳分泌的重要条件。

（4）分娩初期饮食宜清淡,多吃补气血、易消化吸收、有利于恶露排出的食物,如小米粥、面条、酒酿鸡蛋等。后期,若出现乳腺炎引起的副乳,饮食也要清淡,忌油腻、辛辣、刺激性食物。

第六章　常见发奶药剂

第一节　催乳常用中药

通　草

通常为通脱木的茎髓,产于云南、贵州、四川省和广西壮族自治区等。另有梗通草产于江苏、浙江等省。

于秋季采收,切片、晒干入药。

【性味归经】　甘、淡、寒,入肺、胃经。

【功用】　1.清热利尿:用于湿热小便不利,常配滑石、黄芩同用。

2.通经下乳:用于乳汁少,常配穿山甲同用。

【用量】　1~2钱。

木　通

为多年生藤本植物;产于陕西,四川、吉林、辽宁等省。9~10月采收,刮去外皮,晒干切片入药。

【性味归经】　苦、寒,入心、小肠、膀胱经。

【功用】　1.通淋:用于小便淅沥刺痛,口舌生疮等症,常配生地、淡竹叶、甘草同用。

2.通经下乳:用于关节筋骨不利,少乳,常配穿山甲用。

【用量】　2~3钱。

【禁忌】　无湿热不用。

【参考】　木通有利尿作用,可兴奋心脏,加强心肌收缩力。

连　翘

连翘为落叶灌木连翘的果实,产于河南、陕西、山西等省。白露前采成熟果实,色青绿者称青连翘,寒露前采者称黄连翘。

【性味归经】　苦、寒,入心、胆经。

【功用】　1.清热解毒:用于发热,目赤肿痛,咽喉肿痛,口舌生疮等,常配金银花同用。

2. 消毒散结:用于疖肿,痈疮等。

3. 清心火:用于热病心烦,热淋,尿痛等。

【用量】 3 钱 ~1 两。

【禁忌】 虚寒症禁用。

蒲 公 英

蒲公英为多年生草本植物,全国各地均产。春季花初开时采挖全草,晒干入药。

【性味归经】 苦、甘、寒,入肝、胃经。

【功用】 1. 清热解毒:用于肝热目赤肿痛,单用或配清肝明目用。

2. 清痈散结:用于疖肿、痈疮等症,可单用内服或外敷,或配银花、紫花地丁同用。

【用量】 5 钱 ~1 两。

桔 梗

桔梗为多年生草本植物,产于江苏、山东、河北、河南、安徽、贵州等省。春秋季采挖,去皮,晒干切片入药。

【性味归经】 苦、辛、平,入肺经。

【功用】 1. 宣肺祛痰:用于外感咳嗽,痰多而不爽,多与杏仁同用。

2. 利咽喉:用于咽喉肿痛。

3. 消肿排脓:用于肺痈,肠痈,乳痈等证。

【用量】 3 ~5 钱。

【参考】 含桔梗皂苷,能使呼吸道黏膜分泌亢进,稀释并排出痰液,故有祛痰作用。用或配鱼腥草治肺脓肿有效。

瓜 蒌

瓜蒌为多年生藤本植物,产于河北、河南、江苏、广西、陕西、四川等省。秋季采摘成熟果实阴干入药,名全瓜蒌,单用种子名瓜蒌仁,蒌仁碾细去油名瓜蒌霜,瓜蒌去籽瓤,将皮晒干入药名瓜蒌皮。瓜蒌根亦入药名天花粉。

【性味归经】 甘、寒,入肺、胃、大肠经。

【功用】 1. 宽胸开结:用痰气郁结引起的胸满,胸痛症,常配半夏、薤白同用。配蒲公英、青皮治乳痈。

2. 清热化痰:用于热痰咳嗽,痰稠不爽等症,多用瓜蒌皮,一般与冬瓜仁、贝母同用。

3. 润便:用于津液不足的便秘,多用瓜蒌仁。

【用量】 5钱。

【参考】 瓜蒌对癌瘤有一定的疗效,含有致泻物质。

青 皮

青皮为橘树的未成熟果实或果皮,产地同陈皮。5～6月份采集,晒干切片入药。

【性味归经】 苦、辛、温,入肝、胆经。

【功用】 1.舒肝解郁:用于胸胁胀满,多与香附、郁金同用。乳房疼痛时,常配瓜皮、枳壳、麦芽同用。

2.破气散结:用于气血郁的疼痛、食积脘腹疼痛等,多与三棱、莪术同用。

【用量】 2～3钱。

【禁忌】 无气滞者忌用。

【参考】 青皮较橘皮性较猛烈,偏于疏肝破气,陈皮偏于健脾理气。

穿 山 甲

穿山甲为动物鲮鲤的甲片,产于广西、台湾、广东、云南、四川、湖南、浙江等山区。捕获后割下整张甲壳,用沸水烫,取下鳞甲,晒干炒后入药。

【性味归经】 咸、微寒,入肝、胃经。

【功用】 1.消肿排脓:用于痈肿初起或脓成不溃者,常配皂角刺、黄芪、归尾等同用。

2.通经下乳:用于瘀血经闭腹痛,常配当归、赤芍、桃仁、红花同用。乳汁不下多与王不留行、黄昏、通草同用。

【用量】 3～5钱。

【禁忌】 无瘀血者不用。

【参考】 内服可使白细胞增加,有治血尿作用。

王 不 留 行

王不留行为一年生草本植物麦兰菜的成熟种子,产于全国各地。夏季采收,晒干入药。

【性味归经】 苦、平,入肝、胃经。

【功用】 通经下乳:用于闭经和乳汁不下。

【用量】 3钱。

【参考】 炒黄研细末,外用治带状疱疹有效。

党　参

党参为多年生草本植物,产于山西、吉林、河北、内蒙古、陕西、四川等地,野生者称台党参,产于山西潞安县者称潞党参。春秋季采挖其根,去茎叶,烘干切片入药分。

【性味归经】　甘、平,入脾、肺经。

【功用】　补中益气,用于脾肺气虚,可代入参用,也可用于气血两虚之症,其效力较人参弱。

【用量】　3~5钱。

【参考】　对神经系统有兴奋作用能增强机体抵抗力,党参通过脾脏刺激增加血色素和红细胞,使周围血管扩张,降低血压。

黄　芪

黄芪为多年生草本植物,产于甘肃、陕西、内蒙古、河北、东北各地。春秋季采挖其根,去泥土,晒干切片入药。

【性味归经】　甘、微温,入脾、肺经。

【功用】　1. 补气固表止汗:用于自汗、盗汗等。同助阳药配伍,治阳虚自汗,同补气药配伍,治气虚自汗,同滋阴药配伍,治阴虚盗汗。

　　　　　2. 补脾益气:用于中气下陷、脱肛、子宫脱垂、气虚失血、疲乏无力等。

　　　　　3. 托毒排脓:生黄芪用于气虚疮疡内陷,溃后久不收口,常与党参、肉桂同用。

　　　　　4. 益气利水:用于气虚水肿。常配白术、茯苓、防己,炙甘草等同用。

【用量】　3钱~1两。

【参考】　黄芪可防止肝糖原减少,有保护肝脏作用;可使冠状血管、肾脏血管扩张,有强心利尿和降压作用,可加强毛细血管抵抗力,扩张血管,改善血行;使坏死细胞恢复活力,故可用于慢性溃疡;对葡萄状球菌、溶血性链球菌、肺炎双球菌等有抑菌作用。

甘　草

甘草为多年生草本植物,产于山西、山东、内蒙古、辽宁、吉林等地。春秋季采挖其根,除须根,晒干切片入药。

【性味归经】　甘、平,入十二经。

【功用】　1. 补脾益气:用于脾虚泄泻,常配健脾药同用,配白芍可止痛。

　　　　　2. 解毒通淋:用于痈疮、咽喉肿痛等,常与解毒药同用。生甘草梢可治尿痛。

【用量】 1-3钱。

【禁忌】 反大戟、甘遂、芫花、海藻。

【参考】 含甘草酸,有较强的解毒作用,对白喉毒素、过敏性疾病、蛇毒有效,有类皮质激素作用,可用于阿狄森氏病;对平滑肌痉挛有缓解作用,可治疗胃十二指肠溃疡;对结核杆菌有抑制作用,可用于肺结核。

当 归

当归为多年生草本植物,产于四川、甘肃、陕西、云南等省。秋末采挖其根,洗净泥土,烘干,分头、身、尾,切片入药。

【性味归经】 甘、辛、温,入心肝、脾经。

【功用】 1. 补血调经:用于月经不调、痛经、血虚经闭等,常配白芍、川芎、丹参,益母草等。

　　　　 2. 活血解毒:用于痈疽、跌打损伤、肢体麻木、风湿疼痛、痢疾等。

　　　　 3. 润肠通便:用于血虚便秘,常配肉苁蓉、火麻仁、枳壳同用。

【用量】 3～5钱。

【参考】 当归含兴奋和抑制子宫肌的两种成分,使子宫肌收缩增强或抑制子宫肌使其弛缓,有抗维生素E缺乏症的作用,对痢疾杆菌、伤寒杆菌、大肠梓菌、溶血性链球菌、绿脓杆菌等有抑菌作用。当归头及身偏于补血,归尾偏于活血。

路 路 通

路路通为金缕梅科植物枫香的果实。秋冬季采集,晒干,生用。

【性味归经】 味苦、平,归肝、胃经。

【功用】 1. 祛风湿、利水:用于风湿痹痛、肢节麻木、四肢拘挛、水肿、小便不利、风疹痛痒。

　　　　 2. 通经络、下乳:用于气血壅滞、乳汁不通。

【用量】 3～5钱。

漏 芦

漏芦为菊花科植物祁州漏芦或禹州漏芦的根。春秋季采挖,晒干,切厚片,生用。

【性味归经】 味苦、寒,归胃经。

【功用】 清热解毒、消痈肿、下乳汁,用于痈疮肿痛、乳痈、乳汁不下、乳房胀痛、血痢、尿血、血痔。

【用量】 3～5钱。(鲜者30～60 g)

【参考】 大量大热之症用之最宜。气虚、疮疡平塌不起及孕妇忌服。

麦　芽

麦芽为禾本科一年生草本植物大麦的成熟果实经发芽真干燥而成。全国各地均产,将麦粒用水浸泡后,保持适宜温、湿度,待幼芽长至约 0.5 cm 时,干燥,生用或炒用。

【性味归经】　甘、平,归脾、胃、肝经。

【功效】　消食健胃、回乳消胀。

【应用】

1. 用于米面薯芋食滞症。本品能促进淀粉性食物的消化,可与山楂、神曲、鸡内金等同用。若治小儿乳食停滞,单用本品煎服或研末服有效。若治脾虚食少、食后饱胀,可与白术、陈皮等同用。

2. 用于断乳乳房胀痛。单用生麦芽或炒麦芽 120 g(或生、炒麦芽各 60 g)煎服有效。

此外,本品兼能疏肝解郁,用于肝气郁滞或肝胃不和之胁痛、脘腹痛等,可与其他疏肝理气药同用。

【用法用量】　煎服,10～15 g,大剂量 30～120 g。生麦芽功偏消食健胃,炒用多用于回乳消胀。

第二节　常用催乳方剂

下乳涌泉散(一)

【来源】　《清太医院配方》

【组成】　当归、川芎、天花粉、白芍药、生地黄、柴胡各 30 g、青皮、漏芦、桔梗、木通、白芷、通草各 15 g,穿山甲 45 g,王不留行 90 g,甘草 7.5 g。

【用法】　上药研为细末,每服 6～9 g,临卧时用黄酒调下。

【主治】　产后乳汁不行。

下乳涌泉散(二)

【来源】　《北京市中药成方选集》

【组成】　当归 64 g,穿山甲(炒)64 g,王不留行(炒)64 g,川芎 38 g。

【主治】　乳汁不下。

【功效】　活血通乳。

【用法】　上为细末。每服 2 钱,1 日 3 次,温黄酒送下。

乳 痛 汤

【组成】 全瓜蒌 33 g,牛蒡子 12 g,柴胡 9 g,青皮 12 g,桔梗 12 g,穿山甲 8 g,王不留行 10 g,金银花 15 g,连翘 10 g,白芷 9 g,黄芪 6 g,通草 6 g,生甘草 6 g。加减:高热、肿块明显,疼痛加剧,加知母 9 g,生石膏 30 g;大便干结加大黄 6 g,当归 10 g;新产恶露未尽加当归 10 g,益母草 30 g;断奶后乳汁塞滞,乳房膨胀加生麦芽 60 g,生山楂 15 g;无发热,疼痛缓解,局部硬块不红不热加浙贝母 30 g,皂角刺 15 g。

【功效】 疏肝解郁,清热通乳。

【主治】 急性乳腺炎。

【用法】 水煎服,每日 1 剂,早、晚分服,剩余药渣装袋。隔厚毛巾热敷,每次 10 ~ 20 min,每日 2 次。

【方解】 方中柴胡、青皮疏肝理气;穿山甲、桔梗、王不留行、通草通乳散结;全瓜蒌、牛蒡子、黄芪、金银花、连翘、白芷;清热解毒,散结消肿;诸药合用,肝郁解,乳络通,肿消痛止。

凉血通乳方

【组成】 生地黄 20 g,赤芍 15 g,牡丹皮 15 g,瓜蒌 15 g,柴胡 12 g,天花粉 12 g,穿山甲 6 g,王不留行 9 g,蒲公英 15 g,漏芦 9 g,生甘草 6 g。加减:发热者酌加金银花、黄芩、玄参;便秘者加生大黄;乳房胀痛明显者加枳壳、青皮,药量随症加减。

【功效】 清热凉血,疏经通乳。

【主治】 急性乳腺炎。

【用法】 水煎,分 3 次口服,每日 1 剂,3 天为 1 个疗程。服药后循乳管方向按摩乳房,协助乳汁排出体外。

【方解】 中医学认为乳头属足厥阴肝经,乳房属足阳明胃经,乳汁由脾胃水谷之精气所化生,实与血同源。若厥阴之报忧不行而失疏泄,郁久则横犯脾土,导致胃热郁滞。阳明为水谷之海,热邪侵入血分,阻塞经络则成本病,因此本病的病机为热机热的在血分。方中柴胡、瓜蒌疏肝理气,去其病因,为治本,生地黄、赤芍、牡丹皮清热凉血,去其症状,为治标。蒲公英又名通乳草,与穿山甲、王不留行、漏芦合用,引药直达病所,疏通经络,可收到釜底抽薪、减轻炎症反应和减少复发的效果。

催 乳 方

【组成】 麦冬 15 g,王不留行 25 g,桔梗 12 g,穿山甲 20 g,漏芦 30 g,党参 25 g,生黄芪 30 g,当归 20 g,猪蹄 2 只。

【功效】 疏肝解郁,补气养血,通络行乳。

【主治】 产后缺乳。

【用法】 每日 1 剂,水煎 2 次,分 2 次服用,连服 4 天。

【方解】 方中党参、黄芪补气;桔梗利气通络,猪蹄补血养阴;当归、白芍、麦冬行血补血;漏芦、穿山甲、王不留行通络下乳,全方补气养血,通络行乳,对产后缺乳时间短,原发缺乳患者效果明显;对产后缺乳时间长,继发缺乳患者效果不佳,此类患者多兼有情志郁结,肝气不疏,加用青皮、柴胡疏肝散结,一般收效较好。

六味通乳汤

【组成】 黄芪 40 g,当归 12 g,白芍 15 g,王不留行 15 g,炙穿山甲 10 g,桔梗 9 g。

【功效】 补气养血,通络行乳。

【主治】 产后缺乳。

【用法】 每日 1 剂,每日 2 次,7 天为 1 个疗程。服药期间多服鱼汤类食品。

【方解】 主中黄芪能补脾肺之气,振奋元阳,兴奋中枢神经系统,又善升举阳气,统行血脉,布精养脏,为补气升阳要药。在配伍中又考虑到乳头为厥阳经脉循行部位,选用白芍入脾血分,能化阴补血、和营敛阴、滋润肝脾、柔养经脉。王不留行入血分,善利血脉行而不往,走而不守,故能上通乳汁。穿山甲能疏理气血、流通经脉,而使乳汁分泌流畅。《本草纲目》云:"王不留行能走血分,乃拔阳明冲任之药",俗有"穿山甲、王不留行,妇人服了乳长流"之说。

第三节　催乳中常见的热敷和冷敷

热敷和冷敷在治疗中和护理中经常用到,尤其是家庭护理。但是热敷和冷敷的用途不同,治疗效果不一样,在使用时要加以区别。热敷疗法是用热的物体如热水袋或者热毛巾置于痛处,来消除或减轻疼痛,是一种传统的疗法,它能使局部毛细血管扩张,血液循环加速,起到消炎、消肿、祛寒湿、轻疼痛、消除疲劳的作用。此方法简便、易行,收效迅速,是人们日常保健的常用方法之一。

一、热敷的作用

(1)热敷可促进炎症的消退。在炎症的早期,热敷可促进炎症的吸收和消散,后期可使炎症局限,有助于组织的修复。

(2)热敷能使肌肉、肌腱和韧带等组织松弛,解除因肌肉痉挛、强直而引起的疼痛,还可减轻深部组织充血,使局部血管扩张,加速血液循环,起到消炎、消肿、减轻疼痛的作用。

(3)在催乳过程中,体温超过38.5 ℃不宜热敷。生理性乳房淤积的产妇,可以热敷,但是热敷后必须疏通乳腺管,把奶水挤出来,否则只会适得其反。体温在38.5 ℃以下的可热敷。热敷时必须拧干毛巾,随时注意皮肤的变化,不要烫伤产妇,影响疗效。热敷时间以15~20 min 为宜,每日1~2次。皮肤有破损时不宜热热敷。

二、冷敷的作用

(1)冷敷可使毛细血管收缩,减少局部充血,减轻淤积部位的疼痛。

(2)冷敷可使神经末梢的敏感性降低而减轻疼痛感。

三、冷敷食材

哺乳期间,有些产妇常常出现乳房结块疼痛、乳房肿胀、奶排出不畅、乳房皮肤紧绷甚至红肿发亮等哺乳期常见疾病。出现这种情况怎么处理呢?首先要给宝宝勤吸吮,也可以用手挤或吸奶器把淤积的乳汁排出来,但是对于堵塞严重、结块比较顽固的情况,宝宝的吸吮、吸奶器或手挤都无法缓解时,就需要使用冷敷疗法,常用的冷敷食材料有卷心菜和土豆。

1. 卷心菜

卷心菜也叫包心菜,其性平、无毒,归脾经、胃经,含有维生素 C、维生素 B$_6$、钾及叶酸。可补骨髓、润脏腑、清热止痛。新鲜包菜有杀菌消炎的作用,对咽喉疼痛、外伤肿痛、蚊叮虫咬、胃痛、牙痛都有效果,对于乳房肿胀疼痛也有较好的治疗作用。具体做法如下:

(1)去掉卷心菜中间的核,把菜叶一片一片地剥开,尽量保持叶片完整,彻底洗净卷心菜叶子。

(2)将叶片放入冰箱冷藏,等到叶子比较凉的时候拿出来,用擀面杖或其他替代品将叶子碾压一下,尤其注意卷心菜叶子上较粗的叶脉,把叶脉碾压软,让叶子更容易与乳房贴合。

(3)将压好的叶子与乳房肿胀的部位贴合,如果腋下也有肿胀的地方,也要外敷卷心菜叶。

(4)外敷20~30 min 后,菜叶就可以拿下来了,通常每隔4~6小时可以敷一次,如果肿胀严重,可以频繁地重复以上过程。

(5)如果敷上卷心菜叶子的皮肤破皮、起疹子或有其他不适,要马上停止外敷并寻求医生帮助。

2. 土豆

土豆含有大量的维生素及钙、钾等微量元素,以及大量热淀粉和蛋白质,具有和中养胃、健脾利湿、解毒消炎等功效,主治胃疼痛、痈肿,对乳汁淤积引起的肿块也有良好的治疗效果。

（1）将新鲜土豆洗净，切成薄片，均匀地贴在乳房胀痛的地方，大约半个小时可以拿掉

（2）每隔4～6 h可以外敷一次。如果严重，可持续频繁地重复。

（3）若敷土豆的皮肤破皮、起疹子或有其他不适，要马上停止外敷并寻求医生帮助。

第四节　催乳师诊断法

一、望诊

观察产妇面色、唇色、情绪，进而观察乳房、乳头的大小，是否对称，乳头有无皲裂、内陷，有无副乳，有无腋窝淋巴结肿大，皮肤有无红肿、破损等。具体如下：

（1）乳房面积：面积大而平，皮肤表面静脉多，这种乳房乳腺体丰满，产奶多，奶水足够两个宝宝吃，也就是催乳师常说的奶牛型妈妈。这样的乳房易产生淤积。

（2）乳晕面积：乳晕大而黑，一般乳头会比较短平，但奶水非常多。大而黑的乳晕皱褶多，而乳头短，淤积容易堵塞在乳晕处。

（3）乳头形状：如果乳头长度在1cm左右，乳头表面平滑光洁，呈圆柱形，一般出乳孔比较多、细，奶水也容易喷射而出；如果乳头凹陷，出乳孔会比较少，但出奶量粗大，宝宝早期不好含接，易堵塞，后期堵塞少。

（4）乳头颜色：粉红色的乳头敏感，痛点低，容易水肿。黑色的乳头耐受力强，痛点高。

（5）乳房发育：乳腺腺体很紧致，在早期宝宝没有完全将腺体吸开时，最爱堵塞。

（6）家庭氛围：家庭氛围好，产妇心情好，乳腺炎出现次数少；如果家庭有矛盾，产妇产后抑郁，很容易反复出现乳腺问题。

（7）产妇体质：观察产妇舌苔，内热大、阴虚体质的人容易上火，乳汁淤积的概率很大。

（8）脸上长痘、脾气大的产妇容易出现乳汁淤积。

二、问诊

询问产妇顺产还是剖宫产，是否足月产，宝宝出生天数，产妇心情，一胎或二胎，是否哺乳过，第一次哺乳的时间，接下来的哺乳时间和次数，大小便是否正常（大便的通畅至关重要），以及平时的避孕措施。

（1）奶水的多少：奶水超多，易堵塞，奶水正常或者偏少，堵塞比较少。

（2）宝宝吸吮情况：宝宝吸吮能力强,乳房不易堵塞;宝宝吸允能力弱,乳房易堵塞。

（3）饮食情况：过食膏粱厚味,也就是吃的过好、食物脂肪含量高,易堵塞。

三、触诊

触摸乳房的硬度,判断有无肿块,肿块大小,有无疼痛及挤压乳晕后有无乳汁,乳汁的颜色变化,腋窝有无肿大、结节等。

（1）乳房疾病：患有乳腺增生、乳腺纤维瘤的乳房容易堵塞。

（2）乳房脂肪：乳房皮肤薄、脂肪少、弹性好的奶水多;如果皮肤厚、脂肪多,很多处于半通状态,堵塞机会多,而且堵塞后产妇不容易发现。

第七章 产 妇 饮 食

第一节 产妇食物基础知识

一、产妇膳食宝塔

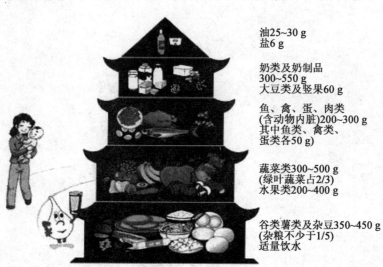

油25~30 g
盐6 g

奶类及奶制品
300~550 g
大豆类及坚果60 g

鱼、禽、蛋、肉类
(含动物内脏)200~300 g
其中鱼类、禽类、
蛋类各50 g)

蔬菜类300~500 g
(绿叶蔬菜占2/3)
水果类200~400 g

谷类薯类及杂豆350~450 g
(杂粮不少于1/5)
适量饮水

哺乳期膳食宝塔

二、产褥期所需营养

产妇一方面需要修复身体,另一方面需要哺乳,所需的营养比妊娠期还要多,主要为以下几类:

1.热量

中国营养学会提出产妇每日应比平时多摄入 500 卡路里,但是不能大吃大喝引起肥胖,要注意科学补充营养。

2.蛋白质

产妇泌乳需要大量的优质蛋白,产妇生殖器的复原、肝脏功能恢复也需要大量的蛋白质,产妇每天需要 10 ~ 15 g 蛋白质。

3. 脂肪

脂类对婴儿大脑发育有很重要的作用,尤其是对中枢神经的发育很重要。

4. 矿物质

泌乳需要大量的钙,如果不补充钙人体会动用骨头中的钙,易患软骨症,产妇每天需钙 1 200 mg 以上。铜、铁可预防贫血和产后抑郁症的发生。

5. 维生素

哺乳期需要大量的维生素,以满足产妇与新生儿的需要。

6. 纤维素

蔬果中含有大量的纤维素,有润肠、改善便秘、排毒的功效。

7. 汤类

中医认为乳汁是气血化成,产妇生产后气血两虚、津液缺乏,应多喝汤水滋补津液,调和气血。

三、月子餐搭配原则

1. 补充足够热能

产妇不但需调养好身体,还需要提供优质高产的乳汁哺乳新生儿,所以,应该每天摄入能量 2 500 卡路里左右。

2. 荤素兼备

经过怀孕、分娩之后,产妇的身体变得很虚弱,应该加强营养的摄取,但是不能大鱼大肉、大补特补,而是荤素兼备、合理膳食。

3. 补充各种维生素

产妇应注意补充钙质、维生素,补血等。这些营养元素不仅使产妇的身体恢复地更好,也可以通过乳汁传递给婴儿。

4. 膳食平衡

产妇饮食应食物多样、少量多餐、干稀搭配,特别要重视蔬菜水果的摄入。

5. 优质蛋白

产妇应增加鱼、禽、蛋、瘦肉及海产品的摄入,这类饮食可提供丰富的优质蛋白质、钙和铁,保证婴儿营养供给。

6. 忌生冷、寒凉食物

食物一定要温热,产妇忌烤、油炸、辣等刺激性食物,伤口若有红肿、疼痛,应禁止吃麻油、酒煮食物。产后一周内,产妇的肠胃功能尚未完全恢复,应进食较容易消化的食物,生冷、寒凉食物不利于恶露排出及产后身体的恢复。

7. 多补汤水,少吃刺激食物

乳汁中水分的含量大,所以产妇饮食中要补汤水,少吃有刺激性的食物,避免上火产生内热。鸡汤、鱼汤、肉汤等含有易于吸收的蛋白质、维生素、矿物质,味道鲜美可促进乳汁分泌,并可提高食欲。

8.吃足量的纤维素

纤维素可以促进食欲,帮助消化及排便,防止产后便秘的发生。

四、饮食催乳增乳的原则

1. 营养充足,种类齐全

摄入食物的质量要好,应取高蛋白、易消化饮食,并注意食用润肠的食物,以保持大便的通畅。同时食量也要相应的增加,特别是含蛋白质、铁、钙、维生素 A、维生素 B$_2$ 多的食品(如鸡蛋、牛奶、酸奶等)。建议产妇饮食应该尽量做到种类齐全,不要偏食,以保证摄入足够的营养,这就是说除了吃主食谷类食物外,副食应该多样化,每日以 4~5 餐为宜。

2. 注意食物的性味

注意搭配好食物的寒热,建议选食平性饮食,因寒凉之性不利于血脉运行的通畅,有减缓血液循环的作用,不利于产妇的恢复;而过热又会引发肝火,同样有碍于健康。酸、苦、甘、辛、咸五味中,辛、咸两味不利于产妇的身体恢复,产妇应注意避免食用。

忌食生冷寒凉之物,以免寒凝而致气血不调、经脉涩滞,阻碍乳汁运行,宜多食生乳、通乳的食物。乳母的营养要求高,食物种类也要全面,所需营养一般与孕晚期相同,但对热能需求要高于孕晚期,故应合理安排每日膳食。乳母每日应多喝一些汤、水,每餐中应有汤或粥,宜多食富含优质蛋白质和钙的食品,要吃一定量的动物性食物。为了摄取较多的维生素,还应多吃蔬菜、水果等。此外,重视乳母的膳食并不是让乳母无限制地多食,亦不是每餐必须有山珍海味。事实上经济的膳食也能达到营养目的。

3. 摄入足量的水分

水是人体不可缺少的物质,产妇摄入足量的水分更为重要。足量的水分可润滑肠道,参与大便的形成,并使大便软化,有利于降低血液中代谢废物的含量。

4. 预防贫血

为了预防贫血,应多摄入含铁高的食物,如肉类、鱼类、某些蔬菜(油菜、菠菜等)、大豆及其制品等。

5. 菜宜新鲜

要摄入足够的新鲜蔬菜、水果和海藻类,以供给多种维生素(其中海藻类还可供给适量的碘),并且这些食物也具有通便、预防便秘的作用。

6. 味宜清淡

刚生完孩子的产妇,不宜骤然进食肥腻的食物。一般在产后 7 天内,宜进食清淡滋补食品,如牛乳、鲫鱼汤、淡鸡汤、八宝粥、豆浆及蔬菜等。这是因为产后体虚,消化吸收力较弱,腻补之品难以消化吸收而影响食欲,导致饮食减少,则乳汁来源不充。另外产后饮食不宜太肥腻,应荤素结合少食多餐,否则营养过剩,母体肥胖会导致乳汁减少,甚至化毒生疮。

要少吃盐渍制品和刺激性大的食品(如某些香辛料),避免食用被污染食品。哺乳期每日应摄入 10 460 千焦(2 500 千卡)以上的热能,蛋白质、脂肪、糖类的热能所占比例为:蛋白质 13% ~ 15%,脂肪 27%,糖类 58% ~ 60%。

根据上述要点,在哺乳期的膳食组成举例如下:

每日主食 400 g(如大米粥、大米饭、馒头、花卷、点心等),鸡蛋 100 ~ 200 g(2 ~ 4 个),牛奶 250 mL,肉、鱼、虾等 50 ~ 100 g,蔬菜 400 g,豆制品 100 g,烹调植物油 20 g,红糖适量。此种构成可供给约 10 460 千焦(2 500 千卡)以上热能,100 ~ 120 g 蛋白质。

刚分娩完的产妇宜进汤汁,不宜食辛辣、生冷之品,因为汤汁既有营养又有水分,有利于消化吸收。哺乳期的产妇还应少吃炒、烤、炸,多吃蒸、炖、煨的食物。

总之,乳母需要哺育婴儿,还要恢复自身健康,所需热能和营养素就较常人高。乳母营养素的摄入量不足时,会引起不良后果。首先会影响母亲健康。其次会减少泌乳量及乳汁成分,影响婴儿营养供应。随着婴儿的生长发育,乳母的乳汁分泌量会持续增加,在整个哺乳期,都需要持续供给乳母充足的营养,直至断奶。

五、产妇饮食禁忌

1. 忌生冷、油腻食物

由于产后胃肠蠕动较慢,故过于油腻的食物如肥肉、板油、花生仁等应尽量少食以免引起消化不良。生冷食物容易损伤脾胃,不利恶露排出。

2. 忌辛辣等刺激性食物

韭菜、大蒜、辣椒、胡椒等可影响产妇胃肠功能,引起产妇内热、口舌生疮、大便秘结或痔疮。

3. 忌坚硬粗糙及油炸食物

产妇身体虚弱、运动量小,吃硬食或油炸食物容易造成消化不良,损伤牙齿。

4. 忌过咸食物

因咸食中含盐较多、可引起产妇体内水钠潴留、易造成水肿、并易诱发高血压病。但也不可忌盐、因产后尿多、汗多、排出盐分也增多、需要补充一定量的盐。

5. 忌营养单一或过饱

产妇不能挑食、偏食,要做到食物多样化,粗细、荤素搭配,营养合理。产妇胃肠功能较弱,吃过饱会影响胃口,妨碍消化功能。因此,产妇要少食多餐,每日 5 ~ 6 餐为宜。

6. 忌韭菜、花椒、大麦及其制品

大麦芽、麦片、麦乳精、麦芽糖等食物有回乳作用,故哺乳期应忌食。

7. 产后不宜吸烟喝酒

烟酒都是刺激性很强的东西,吸烟会使乳汁减少,烟中的尼古丁等多种有毒物质也会进入乳汁中,婴儿吃了这样的乳汁,生长发育会受到影响。同样,酒精也会通过消化系统进入乳汁,婴儿会出现沉睡、深呼吸、触觉迟钝、多汗等症状。

8. 产后不宜多喝茶

产妇不宜喝太多茶,因为茶叶中含有的鞣酸会影响肠道对铁的吸收,容易引起产后贫血,影响乳腺的血液循环,抑制乳汁的分泌,造成奶水分泌不足。

9. 产后不宜多喝黄酒

产后少量饮用黄酒可祛风活血,有利恶露排出、子宫收缩,但过量饮用容易上火,还有可能导致子宫收缩不良、通过乳汁影响婴儿发育。

10. 产后不宜多吃巧克力

产妇在产后需要给新生儿喂奶,巧克力中所含的可可碱会进入母乳,通过乳汁进入婴儿体内,损害婴儿的神经系统和心脏,使婴儿肌肉松弛、排尿量增加,导致婴儿消化不良、睡眠不稳、哭闹不停等。

11. 产后不宜吃炖母鸡

母鸡的卵巢和蛋衣中含有一定量的雌激素,会使产妇血液中的雌激素水平再度上升,抑制催乳素发挥泌乳作用,造成产妇乳汁不足甚至无奶。

12. 不宜吃太多酱油,以免引起色素沉着。

第二节 发奶食谱

一、普通发奶食谱

1. 猪蹄炖丝瓜豆腐

猪蹄炖丝瓜豆腐由蹄、丝瓜、豆腐与益气补虚、健脾胃的香炖制而成。猪蹄性微咸、平,有补血通乳、生肌托疮的作用。丝瓜具有清热利肠、凉血解毒、经络、行血脉、下乳汁的作用。豆腐具有益气和中、生津润燥、清热解毒的作用,可治疗妇女乳汁不通等症。此菜具有益气生血、养筋健骨、通络下乳、行气散结的作用;对于乳络不通、胀乳汁少或乳胀生结、疼痛乳少、乳房微热者,有通利行乳、散结止痛、清热除瘀的作用,能促进乳汁通利,防止乳腺炎的发生。

2. 蹄葱白煮豆腐

猪蹄一只,葱白二节,豆腐60 g,黄酒30 mL,将猪蹄洗净切开,与葱白,豆腐同放砂锅内加水适量,文火煮30 min,再倒入黄酒,加入量食盐,可下乳。也可加王不留行 15 g,同炖,饮汤食用,适用于乳房胀痛、肝郁气滞、乳汁不通者。

3. 猪蹄花生仁

猪蹄 2 个,洗净,用刀划口,花生 200 g,盐、葱、姜、黄酒适量,加清水用武火烧沸后,再用文火熬至烂熟,对阴虚少乳者有效。

4. 猪骨西红柿粥

材料:西红柿 3 个(重约 300 g)或山楂 50 g,猪骨头 500 g,粳米 200 g,精盐适量。

做法:将猪骨头砸碎,用开水焯一下捞出,与西红柿(或山楂)一起放入锅内,倒入适量清水,置旺火上熬煮,沸后转小火继续熬 0.5~1 h,端锅离火,把汤沥出备用。粳米洗净,放入砂锅内,倒入西红柿骨头汤,置旺火上,沸后转小火,煮至米烂汤稠,放适量精盐,调好味,离火即成。

5. 猪骨通草汤

猪骨(腔骨、排骨、腿骨均可)500 g,通草 6 g。

做法:加水适量,熬 2 h 得猪骨汤约 1 小碗,加入少许酱油,1 次喝完,每日 1 次,加服 3~5 天。

6. 清淡肘子

材料:猪肘子 1 只,当归、王不留行(中药店有售)各 1 份,三者 100∶2∶2 比例。

做法:用清水小火炖至烂熟。

7. 黑芝麻粥

材料:黑芝麻 25 g,大米适量。

做法:将黑芝麻捣碎、大米洗净、加水适量煮成粥。每日二三次,或经常佐餐食用。

8. 豌豆粥

材料:豌豆 50 g,白米适量。

做法:先煮白米,待水沸腾时,加入豌豆续煮至熟。空腹食用,每日两次。

9. 红枣桂圆枸杞粥

材料:糯米 100 g,红枣 10 g,枸杞桂圆各 5 g。

做法:将以上食品混合加水煮成稀粥。

10. 花生大米粥

材料:生花生米(带红皮)100 g,大米 200 g。

做法:将花生米捣烂后放入淘净的大米中煮粥,粥分两次(早午或早晚各 1 次)喝完,连服 3 天。

11. 黑芝麻粥

材料:黑芝麻 30 g,粳米 100 g,

做法:黑芝麻碾细,加粳米同煮为粥,分早晚空腹食用。

功用:该粥具有滋补五脏、润肠通便的功效,对产后气血耗损、津亏肠燥所致的大便干结疗效颇佳。同时,因其营养丰富,能增加乳汁,对乳汁缺少者更为适宜。

12. 清炖乌骨鸡汤

材料:乌骨鸡肉 1 000 g,洗净切碎,与葱、姜、盐、酒等拌匀,上铺党参 15 g、黄芪 25 g、枸杞子 15 g。

做法:隔水蒸 20 min 即可。

功用:主治产后虚弱、乳汁不足。

13. 猪蹄通草汤

材料:猪蹄 2 只,通草 15 g。

做法:两物加水 1 500 mL,煮至熟烂,吃猪蹄肉、筋,喝汤,每日 1 剂,连用 3 ~ 5 日。

功用:治产妇乳滞型少乳、无乳。猪蹄富含蛋白质、脂肪,有补血活血作用。通草有利水、通乳、消痛散肿的功能。

14. 羊肉猪蹄汤

材料:羊肉 250 g,猪蹄 2 只,油盐醋适量。

做法:将肉炖烂,吃肉喝汤,1 日 1 剂,连服 3 日。

功用:益气补虚、温中暖下、治产后受寒、乳少或无乳。

15. 豆腐酒糖汤

材料:豆腐 150 g,红糖 50 g,米酒 50 mL。

做法:将豆腐、红糖加适量水煮,待红糖溶解后加入米酒,吃豆腐喝汤,1 次吃完,每日 1 次,连吃 5 日。

功用:豆腐含蛋白质、脂肪、糖、烟酸、维生素 B,有宽中益气,消胀利水的功能;红糖含钙质、铁质、胡萝卜素、核黄素、烟酸等,特别是铁质,为造血的重要原料,能行血化瘀;米酒可散瘀活血。此方适宜于乳少伴乳房胀痛者服用。

16. 花生豆蹄汤

材料:花生米 60 g,黄豆 60 g,猪蹄 2 只。

做法:三者共煮至熟烂,吃豆、花生、猪蹄肉,喝汤,1 日 1 剂,连服 3 日。

功用:治产后营养性乳少。花生有醒脾开胃,理气通乳的功效,其红衣可活血养血。

17. 药煮肘子汤

材料:猪肘子 1 只,当归、王不留行各 1 份,3 者按 100:2:2 搭配。

做法:上述材料一同用清水文火煮熟,吃肉喝汤。

功用:猪肘子含丰富的蛋白质和脂肪,可补血活血,下乳强身。当归为补血调经之妇科圣药。王不留行为下乳要药,有行血通经之功效。

18. 木瓜鲤鱼汤

材料:鲜木瓜 50 g,鲤鱼 500 g。

做法:一同煮熟烂后加入盐、黄酒、醋适量,吃鱼喝汤,连服 3 日。

功用:治产后肝肾失调、胃不和、气血滞运、消化不良而致少乳或无乳。鲤鱼富含蛋白质,具有开胃、健脾、除寒、催生乳汁之功效。木瓜具有除湿舒筋、强筋的作用。

19. 芝麻酒蹄汤

材料:黑芝麻 500 g,猪蹄一只,黄酒适量。

做法:猪蹄组成浓汤。黑芝麻炒熟研末,每次用黄酒加猪蹄汤冲服 30 g。

功用:黑芝麻为养血补肝肾、补益气血之佳品。黄酒可和血消肿,适宜于产后乳房发胀而乳汁偏少者服用。

20. 猪蹄茭白汤

材料:猪蹄 250 g,白茭(切片)100 g,生姜 2 片,料酒、大葱、食盐各适量。

做法:猪蹄于沸水烫后刮去浮皮,拔去毛,洗净,放净锅内,加清水、料酒、生姜片及大葱,旺火煮沸,撇去浮沫,改用小火炖至猪蹄酥烂,最后投入茭白片,再煮 5 min,加入食盐即可。

功效:益髓健骨、强筋养体、生精养血、催乳,可有效地增强乳汁的分泌,促进乳房发育。适用于妇女产后乳汁不足或无乳等。

二、催乳药膳

1. 花生香菇猪蹄汤

材料:花生米 50 g,香菇 20 g,猪前蹄 1 只。

花生米、香菇洗净,猪蹄去甲、烧毛,共放锅中,加盐少许。共煮,以猪蹄熟为度。吃花生、香菇、蹄肉,饮汤,可分次用。

功用:对产后气血不足、乳少有效。

2. 鲫鱼猪蹄汤

材料:鲫鱼 100 g,去鳃及内脏,猪前蹄 1 只去毛甲。

共煮,加少许盐,至蹄烂汤浓即可食鱼、蹄肉,饮汤。

做法:对产后气血虚少乳者效佳。

为增强通乳效果,可加通草 6~9 g,或加漏芦 6 g。

3. 章鱼花生猪蹄汤

材料:章鱼 100 g,洗净泡软切成块,猪前蹄 1 只,去毛甲。花生米 100~150 g。

共煮,待肉烂汤浓时,饮汤食肉及花生章鱼。

做法:用于产后气血不足,乳少或无乳治疗。

4. 带鱼木瓜汤

材料:鲜带鱼 150~250 g,去净内脏,切段。生木瓜 200~300 g,去皮、核,切成条状。共煮,加盐少许。饮汤食鱼及木瓜。

做法:上药合用补气血,增乳汁,用于产后乳汁不足、纳少等症。

5. 鸡蛋蘸芝麻末

材料:鸡蛋适量煮熟、去壳,芝麻炒香,研末,加盐少量,用鸡蛋沾芝麻末食用。本方简便易行,为产后乳少补益增乳良方。

6. 豆腐炖猪脚香菇

材料:豆腐 5 块,猪前蹄 1 只,去毛甲、切块,先煮;香菇 25 g,丝瓜 250 g。待猪脚将熟,加香菇、丝瓜、豆腐。猪脚烂后,饮汤食肉、豆腐、香菇,1~2 日内吃完。

豆腐、猪脚补虚增乳,香菇益气和血,丝瓜通络下乳。同用补阴血,增乳汁,用于产后乳汁不足的治疗。

7. 猪蹄黄芪当归汤

材料:猪蹄 1 只,去毛甲。黄芪 20 g,当归 10 g,炮山甲 6 g,通草 6 g。猪蹄水煮熟烂后,将猪蹄汤加适量黄酒煎余药,水沸 1 小时后取汤服用,1 日 1 剂。

本方补气血以增乳,用于产后乳少的治疗。

8. 猪蹄汤送紫河车散

紫河车 1 具,洗净烘干,研为细末,每服 6~10 g,1 日~3 次,用猪蹄汤送下。

该方补气血、益肾气,为产后虚症乳少者治疗方。

六、发奶偏方

1. 黄花菜瘦肉

材料:黄花菜 50 g,瘦猪肉 150 g,香油、葱、姜、盐、酱油、味精各少许。

做法:将瘦肉切成丝,黄花菜洗净切段;锅内放香油烧热,下葱末及肉丝煸炒片刻,再下黄花菜同炒,加入全部调料稍炒即成。

功效:能补寒下乳。治产妇奶水不足、肾虚耳鸣等症。

2. 鸡肉黄豆黄花菜

材料:鸡肉 150 g,黄豆 50 g,黄花菜 30 g。

做法:将三味共放砂锅内加水适量,炖烂熟后调味服食。

功效:每天一次,连用数天,治产妇乳少或无乳。

3. 豆腐丝瓜汤

材料:豆腐两块,丝瓜 150 g,猪蹄 1 只,香菇 30 g,盐、姜、味精各适量。

做法:先将猪蹄煮烂,再入豆腐块、丝瓜片与香菇、调料,煮约 20 min 即成。

功效:能补气血,疗虚弱,增进乳汁分泌。

4. 黄酒炖鲫鱼

材料:活鲫鱼(或鲤鱼)1 条(重约 500 g)。

做法:去鳞及肠脏,洗净,入锅加水适量,煮至五成熟,加入黄酒 60 mL,继续炖煮,至熟食用,吃鱼喝汤,每日1次。

功效:适于产后气血不足,乳汁缺乏,对妊娠水肿亦有疗效。

5. 花生黄豆猪蹄汤

材料:花生米60 g,黄豆60 g,猪蹄二只,食盐少许。

做法:先炖猪蹄半小时,捞出浮沫后再下花生米和黄豆,煮至蹄烂熟食饮。

功效:日用二次,能补脾养血,通脉增乳,治产后奶水不足。

6. 猪蹄芝麻汤

材料:猪前蹄一只,黑芝麻25 g。

做法:将猪蹄加水适量煮汤;黑芝麻炒焦研成细末,然后用猪蹄汤冲服黑芝麻粉,一日三次。

功效:能养血增乳,治产后奶水不足。

7. 带鱼汤

材料:带鱼200 g。

做法:将其头腮、内脏弃去,洗净,切段,入锅加水煮至鱼烂,稍加调料,食鱼喝汤,每日三次。

功效:能补血增乳,用治妇女产后无奶及奶水不足。

8. 红糖豆腐

材料:红糖120 g,鲜豆腐120 g。

做法:将红糖与豆腐加水共煮,数沸后吃豆腐喝汤,一次服完,每日两次。

功效:能补血通乳,治产后乳水不通。

9. 豆浆冲花生粉

材料:生花生米15 g,豆浆1碗。

做法:将花生米去皮,捣烂,用煮沸的豆浆冲服。

功效:每日二次有补血增乳之功,用治产后乳汁稀薄或奶量太少。

10. 米汤冲芝麻

材料:大米(糙米)60 g,芝麻15 g,红糖5 g;食盐少许。

做法:将大米加水煮至烂,取汤备用;芝麻同食盐共炒干研为细末;用米汤冲芝麻盐末,加入红糖拌匀即可服食。

功效:能益阴增乳,治产后无奶或奶水不足。

11. 荞麦花鸡蛋

材料:荞麦花50 g,鸡蛋1个。

做法:将荞麦花煎煮成浓汁,打鸡蛋再煮。吃蛋喝汤,一日一次。

功效:能养血通乳,治妇女产后奶水不足。

12. 猪肝黄花菜花生

材料:猪肝500 g,黄花菜50 g,花生米60 g。

做法:将三味同入锅内加水适量,炖烂熟后调味服食,一日一次,连用数天。

功效:治产后奶少或无奶、乳汁清稀及面色苍白等症。

13. 黄芪参汤

材料:黄芪30 g,全当归、党参、王不留行、大枣各15 g,穿山甲(砂炒)、通草各10 g,白芷12 g,鲜猪脚1个。

做法:每天1剂,炖服。

功效:此方治疗缺乳获效。

14. 紫米粥

原料:紫米、糯米各100 g,红枣8枚,白糖少许。

做法:将紫米、糯米分别淘洗干净;把红枣去核,洗净;在锅内放入清水、紫米和糯米,置于火上,先用旺火煮沸后,再改用文火熬煮到粥将成时,加入红枣略煮,以白糖调味。

功效:补脾胃,益气血。适用于妇女产后体质虚弱、营养不良、贫血等症。

15. 龙眼羹

原料:龙眼肉50 g,白糖20 g。

做法:将龙眼肉清洗干净,将锅中放清水200 g,置于炉火上大火烧开,放入龙眼肉,改为小火炖30 min左右,加入白糖,即可食用。

功效:益气养血,补益心脾。对于妇女产后失血过多,气血两虚者甚为有效。

16. 参归黑鸡汤

原料:黑母鸡1只,重量约1 500 g,人参、当归各15 g,精盐少许。

做法:将鸡宰杀,用沸水烫一下,去毛,剖腹去内脏,清水洗净,待用;把人参、当归用清水洗净,切成片,待用;将砂锅洗净,鸡入砂锅,放清水适量,置于炉上煮,煮至鸡肉烂熟,去骨,入人参、当归再煮约40 min,再放精盐调味即可饮汤食鸡。

功效:益气生血,温中补虚。对于妇女产后气血不足所致的多种疾病,如面色苍白或萎黄、头晕眼花、四肢倦怠、气短懒言、心悸怔忡、食欲减退等病症,均有治疗和补益作用。

17. 麻油胡萝卜粥

原料:胡萝卜150 g,粳米100 g,精盐、麻油、味精各适量。

做法:将胡萝卜去外皮,清水冲洗净,切成丁块,待用;把粳米淘洗干净,加入少量油和精盐稍腌,待用;在煮锅内放入清水,置于火上,旺火烧沸后,加入粳米、胡萝卜,待沸后,再改用文火熬煮至粥成,然后加入精盐、调味即可。

功效:健脾消食,通利肠胃,补气养血。适用于妇女产后体虚引起的各种病症,如肠胃积滞、消化不良、不思饮食等。

18. 鸡汤粥

原料:母鸡1只,重量约1 500 g;粳米100 g,精盐适量。

制法:将母鸡宰杀,沸水烫过,去毛及内脏,清水洗净,放入砂锅内,倒入适量水,置于文火熬鸡汁,将鸡汁倒入一个大汤碗内,待用;把粳米淘洗干净,放入锅内,加入鸡汁、精盐,锅加盖,置于火上,同煮至粥成。

功效:滋养五脏,补益气血。适用于妇女产后虚瘦、气血不足、虚弱劳损等症。

注意:伤风感冒或发热期间不宜食用。

19. 四物米粥

原料:当归、白芍各 10 g,熟地 15 g,川芎 3 g,粳米 100 g,精盐 2 g。

做法:将四味中草药清洗净,放入煮锅里,加清水适量,置于火上,煮 1 h,去渣留汁,待用;把粳米淘洗净,直接倒入煮锅里,加入药汁,调整水量,置于火上,锅加盖,用旺火烧开,转用文火煮至粥熟后,放入精盐调味,即可供食用。

功效:大补阴气,活血化瘀,养血行气,调经止痛;补血与活血为一体,即有补血之功,又有活血之力,对于妇女产后气血亏虚有效。

20. 红枣人参汤

原料:红枣 20 枚,人参 9 g。

做法:将红枣逐枚去核,洗净,待用;把人参洗净,切成薄片,待用;在煮锅内,加清水适量,用旺火煮沸,放入红枣、人参片,锅加盖,煮 2 h 即成。

功效:人参含氨基酸、多种维生素和糖类,红枣有益气养血功效。为妇女产后身体虚弱的滋补养生食品。

21. 生炒糯米饭

原料:糯米 500 g,赤豆、龙眼肉各 25 g,红枣 15 枚,白糖 150 g,猪油 50 g。

做法:将赤豆、龙眼肉、红枣(去核)洗净,待用;将糯米洗净,沥干水分,待用;将炒锅洗净,置于火上,下猪油烧至四成熟时,将糯米倒入翻炒,加入赤豆、龙眼肉、红枣和白糖,翻炒匀,加适量精水,大火煮沸,再翻炒至水干,最后用筷子在饭上扎几个洞,用小火焖 30 min 即可食用。

功效:补中益气,助消化。主治妇女产后贫血,尤其适于产后调理滋补。

22. 枸杞子粥

原料:枸杞子 20 g,山萸肉 12 g,粳米 60 g。

做法:将山萸肉、枸杞子、粳米加适量水,小火慢慢熬成粥。

营养:内含蛋白质、脂肪、碳水化合物、钙、磷、铁、维生素 A、维生素 B_1、维生素 B_2、烟酸。

功效:益气养血,生精下乳,益养五脏,既可促进母体康复,亦能下乳催奶。

23. 地瓜小火粥

原料:小米 50 g,地瓜 30 g,红糖适量。

做法:将地瓜去皮切成小块,并用小米一起放入锅中,加适量水,小火慢慢熬成粥,食用时加红糖。

功效:产后虚损而致乏力倦怠、食欲不振、乳汁少者皆可食用。

24. 党参当归猪腰汤

原料:党参30 g,当归15 g,猪肾两个,调味作料。

做法:先将猪腰切开洗净,然后切成细丁置锅内,放水两碗,煮至一碗半时放入党参、当归同煎数分钟,调味,饮汤吃猪腰。

功效:有益气、养血、润肠胃、泽皮肤、补肾的功效,对血虚心悸、气虚自汗、贫血等症有功效。

25. 当归羊肉羹

原料:羊肉600 g,当归、黄芪、生姜片、党参各30 g,味精、精盐各适量。

做法:将羊肉撕去筋膜,洗净,切成小块,放入沸水锅里烫一下,捞起,待用;把黄芪、党参、当归、姜片洗净后,装入干净的砂布袋里,待用;将炒锅刷洗净,放入羊肉块、纱布药袋、料酒及水适量,用文火炖4 h,取出药袋,加入味精、精盐调味,即可食用。

功效:补气、补血、强身,适用于妇女产后体虚、营养不良、多汗肢冷、贫血低热等症。

第八章　乳房保健知识

第一节　不同体质女性的乳房保健

人们对健康的认知在不断变化,不再被动地接受治疗,而是主动地保养身体,特别是女性,不仅要求身材美、皮肤好这些外在美,更重视自己从内到外的健康。从我国传统医学角度来看,影响健康的因素不是孤立的,而是相互关联、相辅相成的。总结起来就是"经络通,精气旺,形体健"。人体经络畅通时,不但不容易被疾病入侵,而且形体健美、精气神充足。健康不能依靠事后弥补,而应该从根本上着手。

近年来,由于各种因素的影响,乳房疾病越来越多,同时,女性对自身形体健美的追求,使得乳房保健成为女性保健中不可缺少的环节。而乳房保健应该怎么进行,各种医学理论都有自己的解释。由于人们居住的环境不同,东、南、西、北地域性的差异,个人体质、禀赋的不同,以及生活习惯的差异,必然会出现不同,体质特征的人群。虽然不同体质的人都可以是健康的,但健康的程度会有所差异,容易感染的疾病类型也不相同。

一、寒性体质

寒性冷凝,寒易伤阳——寒性体质的人恶寒怕冷,手脚冰凉。寒性体质的女性,乳房往往比较小,容易月经不调、痛经、宫寒、小腹冷痛、四肢不温、乳房胀痛(特别是月经期的时候)。中医经络理论认为乳房健康与肝、脾、肾经、冲脉、任脉、督脉有很大关系,因此对于寒性体质的女性乳房保健必须从相关经络着手,采用温经散寒、活血通络的方法。

(1)按揉肩颈、背腰、下肢,以温通阳气,重点擦揉督脉,因为督脉为阳脉之海,统领一身阳气。点按肺俞、脾俞、肝俞、肾俞、腰阳关、命门、百会、八髎、会阳等穴位。

(2)按揉胸腹部2~3 min,重点按揉胸部、乳房周围的肌肉和下腹部位。点按膺窗、乳根、期门、天溪、天枢、气海、关元等穴位。

(3)拿捏腿部的肾经、肝经、脾经各3~5 min。

(4)擦涌泉穴2~5 min。

二、热性体质

热为火之苗,通俗地讲,热性体质的人就是容易上火的人,火性炎热,容易伤津耗气,损伤阴液。热性体质的人乳房发育基本正常,根据发育早晚的不同有所差异,但都比较容易得乳痈、乳腺炎等疾病,对于热性体质的乳房保健,应该采用清热泻火、凉血消痈的方法。

(1)根据脏腑火热程度的不同,采用不同的清热方法,可以采用凉性介质清泄实热。

(2)心火旺的人可以清泄心包经,逆着心包经的方向拿捏3~5遍,然后点按风池、大椎、合谷、曲池、内关、曲泽、天溪等穴位。

(3)按揉胸腹部2~3 min,顺任脉从膻中穴推至曲骨,点按屋翳、膺窗、乳根、不容、承满、天枢、期门等穴位。

(4)对于胃火大的人,可以采取泻胃火的方法,使接受按摩者仰卧位,点按其中脘、下脘、建里、水分、曲池、风池、大椎、合谷、肺俞、大椎、太溪等穴;之后让其俯卧位,点按风池、大椎、肺俞、心俞、脾俞、胃俞等穴位。

(5)对于肝火大或有肝阳上亢证的人,采用清泄肝火或平肝潜阳的方法,点按百会、章门、大椎、乳根、膺窗、天溪、极泉、曲池、太冲、太溪等位,或长按背部的肺俞、心俞、肝俞、胆俞、合谷、下关、太冲、太溪间、脚部的行间等穴。

三、痰湿体质

痰湿体质的人一般体胖、气虚、面白,自感身重乏力,乳房一般比较大而软,缺乏弹性,容易下垂。如果高热量、高脂肪的摄入,运动量又少,脂肪容易堆积,影响脾胃的运化功能。"肺为贮痰之器,脾为生痰之源",脾胃功能的下降就为痰邪提供了可乘之机。脾胃也是运化水湿的主要脏器,通过升清降浊的方式把水湿输送到肺肾,经过肺的呼吸,皮肤毛孔以及肾的代谢把水湿排出体外。因而对于痰湿体质的人,乳房保健应以健脾强胃为主,配以点按其他穴位加以调养。

(1)顺着膀胱经按揉肩、腰、背3~5 min,按督脉3~5遍,点按肺肾、心俞、脾俞、胃俞、肝俞、肾俞、大肠俞、腰阳关、命门、膀胱俞等穴位,以加强肺、脾、肾的功能。

(2)按揉胸腹3~5遍,重点按揉乳房外围组织,可以从乳房底部提拉到乳头的方向,以加强乳房周围肌肉的弹性,点按屋翳、膺窗、乳根、天溪、周荣、大包、期门、不容、承满、天枢、足三里、阴陵泉、三阴交等穴位。

(3)任主胞宫,冲为血海——乳房健康与任脉、冲脉有很大关系,因此可以点按关元、气海、中极、血海、太溪、阴陵泉等穴位。

四、湿热体质

湿热体质的人胖瘦不一,但大多容易长痘,消谷善饥,喜饮冷水,容易出汗,女性带下有时会有腥臭味,乳房容易生乳痈、乳腺炎、乳腺囊肿等疾病。对于湿热体质的人,乳房保健应以清热利湿,活血通脉为主。

(1)按揉膀胱经 2~5 min,点按脾俞、肝俞、胆俞、肾俞、膀胱俞等穴位。

(2)点按大椎、中脘、曲池、合谷、大横、阴陵泉、行间等穴位。

(3)按揉胸腹 3~5 min,点按水道、归来、水分、阳陵泉、三阴交等穴位。

五、阴虚体质

阴虚体质的人一般五心烦热,骨蒸潮热,乳房瘦小柔软、易下垂。身材瘦长或瘦小,面红,晚上易出汗。中医认为"阴虚则热",是指体里的阴液不足导致阳气相对过剩而表现的虚热证,因为这种证不是实热,不能用清法,"实则泻之,虚则补之"是阴虚体质的治法依据,因此对于阴虚体质的人,乳房保健应以滋阴润燥、清虚热、退骨蒸为主。

(1)轻揉肩、背、腰 3~5 min,点按肺俞、膈俞、脾俞、肝俞、肾俞等穴位。

(2)按揉胸腹部 2~3 min,点按膻中、乳根、天溪、期门、天枢、水道、水分等穴位。

(3)点按血海、阴陵泉、太溪、照海、水泉、阴谷等穴位。

六、淤滞体质

淤滞体质包括气淤型和血淤型。气淤型的人,表现为闷闷不乐、清心寡欲、善怒多愤、易激动生气,女性还表现为胸闷乳胀、胁肋疼痛、多愁善感等。血淤型的人脸色发青或暗,身体疼痛,痛有定处,嘴唇青或紫,易得乳腺增生等疾病。《内经》云:"淤者不通也,不通则痛。"肝主疏泄、藏血,脾主运化、统血,肺主气,肾纳气,气血淤滞与这四个脏器关系密切。对于淤滞体质的人,乳房保健应以理气活血、舒筋活络、行气散淤为主。

(1)从上至下推至腰骶部 3~5 min,点揉肺俞、膈俞、肝俞、脾俞、肾俞、胆俞,掌揉胁肋部 2~5 min。

(2)轻揉胸腹 2~3 min,点揉膻中、剑突、鸠尾、上脘、中脘、下脘、建里、气海、关元等穴位。

(3)双手环揉乳房周围肌肉,由乳根底部到乳头方向推揉,点按期门、章门、大包、膺窗、天溪、周荣、胸乡等穴位。

(4)拿捏四肢,点按血海、阴陵泉、足三里、太冲、太溪等穴位。

乳房保健属于日常保养,女性应该自己坚持每天按摩,养成良好的生活习惯,才能拥有健康美丽的乳房。

第二节　各年龄段女性的乳房保健

健美的乳房是女性美的重要标志，不仅反映了女性机体的健康，更展现了女性的风采。但由于各种原因，很多女性不注重乳房保健，悬垂乳、扁平乳、不对称乳、内陷乳等乳房问题十分普遍，这不仅影响形体美观，而且会导致心理障碍。

在女性的一生中要经历儿童期、青春期、中老年期三个生理阶段，乳房在这三个时期也会有所变化，因而每个阶段的乳房保健的内容是不同的。

一、儿童期

婴儿出生3～5天会出现一种生理现象，即双侧乳腺肿大，犹如蚕豆或鸽子蛋大小，有时甚至会溢乳。这是母体雌激素对婴儿的影响突然中断所致，产妇不必惊慌。处理时勿揉捏、挤压，否则会导致继发感染，影响婴儿之后的乳房发育，同时注意科学喂养婴儿。儿童期乳房尚未开始发育，保健的重点是保证儿童身心的健康发展。

二、青春期

进入青春期后，第二性征开始发育。少女（9～12岁）的乳房因卵巢所分泌的激素刺激，开始出现乳核，并慢慢增大，一般两侧乳房对称发育。

1. 青春期乳房保健应注意的问题

随着年龄的增长，到青春期后期，少女的乳房已变得丰满而富有弹性。此阶段尤其应重视乳房的保健，注意以下四个问题。

（1）乳腺组织和脂肪组织在青春期开始显著增长，并随月经呈周期性变化。向青少年讲授女性生理卫生知识，要让她们认识到乳房增大是肌体发育的必然阶段，也是女性优美体态的重要象征，帮助她们树立正确的性健康观念，消除对性发育的紧张感、羞涩感和恐惧感。

（2）乳房发育期间应加强营养。健美的乳房需要丰富充足的营养，乳房健康与全身的营养状态关系密切。要保证每日摄入适量的蛋白质、脂肪，多吃肉、蛋、奶、蔬菜瓜果等。

（3）加强锻炼。青少年时期是生长发育的第二个高峰时期，除全身运动外，还要加强胸部健美运动，做伸展、扩胸、引体向上等运动，并辅以乳房按摩。按摩方法是由外向内以乳房为中心双向按摩，手法要轻柔，并有节律。

（4）青春期是乳腺增生症和乳腺纤维瘤等疾病的好发时期，一旦确诊应及时治疗，千万不能因害羞而延误治疗。保守疗法可内服一些活血化瘀、软坚散结的中西药,并配合物理治疗;若肿块增大应及时去外科做手术,同时应辅以心理治疗,要克服忧郁、焦虑等情绪,保证心情舒畅,睡眠充足,生活、饮食有节,学习、休息张弛有度。

2.青春期乳房保健方法

(1)加强营养。少女在乳房发育期应该重视饮食营养,这不仅对乳房发育有益,对全身各器官的发育都有好处。要多吃一些含蛋白质的食物,如鸡蛋、瘦肉、牛奶、豆类制品等,还应当多吃水果和蔬菜等。

(2)不要束胸。有的少女受旧思想的影响,担心他人发现自己的胸部变化,就穿过紧的上衣束胸,这对乳房乃至整个胸部的发育是很不利的。乳房的发育如同身体其他器官一样,是正常的生理现象,不用羞怯。

(3)及时佩戴合适的乳罩。支撑乳房内乳腺组织和脂肪的是结缔组织。结缔组织和肌肉不同,是没有弹性的。因此,在乳房发育过程中及发育成熟后,应该及时佩戴合适的乳罩。如不及时佩戴乳罩,日常活动时乳房会摆动,乳腺管受到反复牵扯会使乳房周围的韧带松弛,导致乳房过早下垂,不仅影响形体美,而且会妨碍血液循环,影响产后的乳汁分泌,严重时还易患乳腺疾病。乳罩可以起到支持和保护乳房,保持女性胸部线条美的作用。乳罩的大小、松紧要适宜,太大起不到支撑保护作用,太小会妨碍乳房的正常发育。运动量大时,应该勒紧乳罩背带,运动量小时宜放松背带,睡前摘掉乳罩或解开背带,使乳房放松。

(4)不要含胸弓背。正常的乳房是两侧对称增大的,也有先从一侧开始发育的,但随着月经的初潮,两侧乳房会变得对称、丰满而富有弹性。有些少女在乳房发育后,由于羞怯,常会含胸弓背,这样不但不能展现少女曲线美,而且会影响脊柱、胸廓、乳房的正常发育,以致影响形体美。少女在走路时应抬头挺胸,展现窈窕的身材。

(5)注意乳房卫生。要经常清洗乳房,及时洗去乳晕上的油脂样物质和乳房皮肤上的汗液。要经常换洗乳罩,乳罩的质料最好选用纯棉的,因其吸水性好,对皮肤无刺激。

(6)积极锻炼。多做扩胸运动或双手拉弹力器锻炼胸部肌肉,使胸大肌发达,从而使乳房更加丰满和富有弹性。

(7)进行乳房按摩。按摩可促进胸部肌群的活动,增加其张力,而且通过皮肤直接刺激乳腺,可使乳腺发达,起到隆胸挺乳的作用。

①直推乳房:用右手掌自左侧乳房上端开始向下用柔和而均匀的力量直推乳房根部,接着再向上沿原路线推回,重复30次后,再换左手以同样手法按摩右侧乳房。

②侧推乳房:右手掌于胸部正中着力,搓推左侧乳房至腋下,返回时用5个手指握住乳房并向回带,重复30次后,再换左手以同样手法按摩右侧乳房。

③托推乳房:左手掌面内侧托住左侧乳房底部,再用右手掌面的外侧与左手相

对用力向乳头方向合力推 30 次。如有乳头内陷,按摩同时可用手指将乳头向外牵拉数次。此法适用于乳房过大者。

(8)防治乳腺疾病。少女最常见的乳房疾病是乳腺纤维腺瘤。纤维腺瘤呈圆形或椭圆形,质地坚硬,边界清楚,活动度大,生长缓慢,一般患者没有自觉症状,少数有压痛感。

三、中老年期

这个时期女性的生理机能开始衰退,乳房腺体萎缩,脂肪减少,不再丰润坚挺。而此时女性最容易忽视乳房的保健。40 岁后的女性更应关注乳房的变化。此时由于卵巢功能的紊乱,乳房疾病发生率增高,尤其应警惕乳腺癌的发生。乳房保健的重点是定期进行乳房自我检查,方法是平卧或坐位,以乳头为中心,由外向内顺时针按摩乳房,尤其应注意触摸外上限,检查有无结节、包块。一般乳腺肿瘤在早期的治愈率是很高的。乳房保健的方法:

(1)勤按摩乳房,促进乳房血液循环;

(2)加强胸部锻炼;

(3)佩戴合适胸罩,用丰满型或定型胸罩较好,可以不同程度地弥补中老年妇女的乳房缺陷,重现女性曲线美;

(4)沐浴时水温不宜太高,否则可能会让乳房的结缔组织老化,肌肤失去弹性。沐浴时可以将淋浴头由下往上倾斜 45°,以冷热水交替的方式,对乳房下方进行冲洗和按摩,刺激乳房血液循环。

(5)配合健胸食补,多吃蛋白质含量高的食物(如肉、蛋、奶等)。

第三节　女性乳房保健禁忌

一、忌强力挤压

乳房受外力挤压会有两大弊端:一是乳房内部软组织易受到挫伤,引起内部增生等。二是乳房受外力挤压后,较易改变外部形状,使上耸的双乳下垂等。

女性的睡姿以仰卧为佳,尽量不要长期向一个方向侧卧,这样容易挤压乳房,使双侧乳房发育不平衡。

二、忌佩戴不合适的乳罩

切忌佩戴不合适的乳罩或不佩戴乳罩。选择合适的乳罩是保护双乳的必要措施,切不可掉以轻心。应注意以下三点:

(1)佩戴乳罩时不可有压抑感,即乳罩不可太小,应该选择能覆盖住乳房所有外沿的型号。

（2）乳罩的肩带不宜太松或太紧,其材料应是可调节松紧的带子。

（3）乳罩凸出部分间距应适中,不可距离过远或过近。此外乳罩的制作材料最好是纯棉,不宜选用化纤织物。

有些少女错误地认为乳房未长成,不必戴乳罩。其实长期不佩戴乳罩,乳房不仅容易下垂,而且也容易受到外部损伤。只要佩戴合适的乳罩,就不会影响乳房的发育,并且能塑造良好的乳房线条。

三、忌用过冷或过热的浴水刺激乳房

乳房周围微血管密布,受过热或过冷的浴水刺激都是极为不利的。如果选择坐浴或盆浴,不可在过热或过冷的浴水中长期浸泡,否则会使乳房软组织松弛,也会使皮肤干燥。

四、忌不清洁乳头、乳晕部位

女性乳房的清洁十分重要,长期不洁的乳房会出现炎症或皮肤病。因此必须经常清洁乳房。

五、忌过度节食

饮食可控制身体脂肪的增减,含有足量动物脂肪和蛋白质的食品,可使身体各部位的脂肪丰满。乳房内部组织大部分是脂肪,脂肪的含量增加了,乳房才能得到正常发育。

有些年轻女性一味追求苗条,不顾一切地节食,甚至天天都以素菜为主,结果使得乳房发育不健全,干瘪无形,其他保健措施也就于事无补了。

六、忌不锻炼

适当做丰乳操、轻度按摩可使乳房丰满,这对于乳房组织已基本健全的女性是十分重要的。实际上锻炼并不能使乳房增大,因为乳房内并无肌肉。锻炼的目的是使乳房下胸肌增长,胸肌的增大会使乳房突出,看起来就丰满了。

七、忌用激素类药物丰乳

少女正处在生长发育的旺盛时期,卵巢本身分泌的雌激素比较多,雌激素药物虽然可以促使乳房发育,但却潜伏着一些危险因素。女性体内如果雌激素水平持续过高,就可能使乳腺、阴道、宫颈、子宫体、卵巢等部位出现肿瘤的可能性增大。滥用这些药,不但易引起恶心、呕吐、厌食,还可导致子宫出血,子宫肥大,月经紊乱和肝、肾功能损害。

丰乳膏一般都采用含有较多雌性激素的物质,可被皮肤慢慢地吸收,进而使乳房丰满。短期使用一般没有太大的副作用,但长期使用或滥用丰乳膏就会带来很多不良后果:月经不调,色素沉着;皮肤萎缩变薄;肝脏酶系统紊乱,胆汁酸合成减少,易形成胆固醇结石。因此,一定要慎用丰乳膏,特别注意不要长期使用。

第四节　日常美胸保健按摩

一、美胸常用按摩手法

用精油指压穴位的主要目的虽是在打通乳房经脉,补充乳房所需的营养,但同时也促进了这些经脉的气、血及淋巴系统的循环,并刺激到神经的传导,因此体质也同时得到了改善。找到穴位点,以拇指内侧指关节压住穴位点,注力下压。下压的同时心中默数1,2,3,4,5,数到5时,指力应当深入穴位点,并稍稍停留2~3 s。再数5,4,3,2,1,渐渐全部松开,拇指仍停留在穴位上2~3 s,重复指压的动作。每个穴位至少按5次才有效果。

二、常用穴位

天宗、屋翳、中府、乳根、天溪、膻中。

三、美胸按摩手法

1. 手法一

(1)以大拇指为一边,另外四指合拢为一边,虎口张开,从两胸部的外侧呈45°角往中央推,以防胸部外扩,两侧乳房各30下。

(2)手保持同样的形状,从左胸开始按摩。左右手交替将左乳的肌肉从乳房的根部往上拨,拨至乳头停止,两侧乳房各30下,可预防乳房下垂,使乳房更加坚挺。

(3)手保持同样的形状,从左胸开始。左手从乳房下方将左乳向上推,推到锁骨处,同时用右手将左乳往右推(注意呈弧形),要一直推到中央。两侧乳房各30下,这个动作可以促进乳房海绵体膨胀,使乳房更加丰满。

(4)手做成罩子状(五指稍分开,罩住乳房)。稍稍弯腰后,从底部(不是下部)往乳头方向做提拉动作,两侧乳房各20次。

(5)双手绕着乳房做圆周形按摩(可先顺时针按摩1 min,再逆时针按摩1 min)。

2. 手法二

(1)右手抓住左侧大包穴,固定不动,左手举高向右侧做伸展运动。伸展必须用到小腹肌肉方能见效,脚也要用力蹬直。

(2)以同样方法伸展右手右脚,将身体尽量伸直持续5 s。

(3)左右轮流伸展5次。

产后是美体、美胸的最好时机。女性的乳房随着年龄的增长不断发生变化,尤其是产后体内激素水平的变化会使乳腺小叶及其结缔组织萎缩,皮肤及固定乳房的韧带松弛,致使乳房下垂。因而需要通过中医手法对乳房进行全方位调理,延缓乳房衰老。催乳师应积极指导产妇适时进行乳房保健,以达到美胸、美体的效果。

第五节 乳房疾病自检

乳房疾病是女性最常见的疾病,随时困扰女性。乳腺疾病可以自我检查,学会一点自我诊断方法可以提早发现乳房疾病,为治疗争取宝贵的时间。

每次月经后的7～10天是做乳房自我检查的最佳时期,因为此时乳腺结节和触痛最不明显,有利于明确诊断。女性在30～35岁以后应每1个月自我检查一次,每半年由医生检查一次。

1. 视查

直立镜前脱去上衣,在明亮的光线下,面对镜子对两侧乳房进行视诊,在双手自然下垂、双手叉腰和双手上举三个动作时分别比较双侧乳房是否对称,注意外形有无大小和异常变化。其异常体征主要包括:乳头溢液、乳头回缩、皮肤皱缩、酒窝征、皮肤脱屑及乳房轮廓外形有异常变化。

2. 触查

首先抬高左臂,将右手三指或四指并拢,以指腹仔细触摸左乳房,一边触摸,一边做画小圈运动。在左乳房作顺或逆向前逐渐移动检查,从乳房外围起至少三圈,直至乳头。也可采用上下或放射状检查,轻触摸发现异常之后,可改为深触摸。为了使触诊不至于漏掉某一部分,完成上述步骤后,再用手轻轻按压乳晕部,并注意观察捏挤乳头时有无溢液。不要遗漏腋窝下部及腋窝与乳房之间部位的检查。检查时,应触摸而不是将乳房提起。最后用左手以同法检查右乳。检查的目的是寻找有无结节、肿块或乳头溢液。

躺下检查乳房。仰卧,在左肩下垫一枕头,将左手举过头部,使乳房均匀地摊在胸壁上,这样手指易触到深部的乳腺癌。使用食指、中指、无名指的指腹(不是指尖)进行触诊。触诊的方式应取转圆圈的方式,从乳头向外横向转动,请不要遗漏腋下部位的乳腺。最后,轻柔地挤压每个乳头,检查乳头是否溢液。如果发现任何异常,一定及时到医院就诊,由医生做出专业的诊断。

第六节 乳 房 按 摩

一、乳房日常按摩

(1)一只手从乳房下面托住并顺势向腋窝方向轻轻地揉乳晕,另一只手轻轻地挤压住。

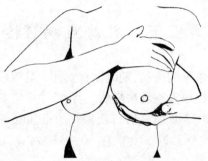

(2)用食指和中指贴紧胸部夹起乳头,并顺势轻轻向外拉,注意不要拉到痛哦。

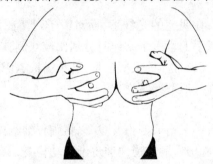

(3)用食指和中指贴紧胸部夹起乳头,轻轻积压手指稍稍并紧,呈圆弧形旋转。

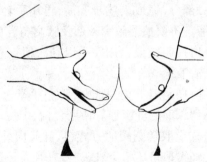

(4)一手按住腋下部位,另一只手手掌托住一边乳房并轻轻向上推。

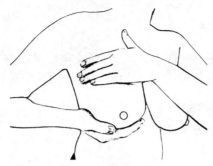

（5）两手贴紧乳房四周由内而外打圈按摩。

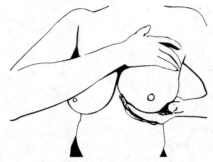

（6）一只手放在胸骨位置，向腋窝方向划螺旋状按摩。

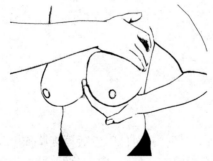

（7）一只手托住乳房，另一只手从下而上轻轻敲打乳房。

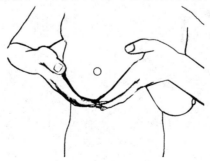

二、乳房保健操

第一节：双手用力在胸前合十并向上，到头顶后两边打开，再由两边向胸部合拢，向左四拍后再回到胸前四拍，然后再向右四拍回到中间后放下。

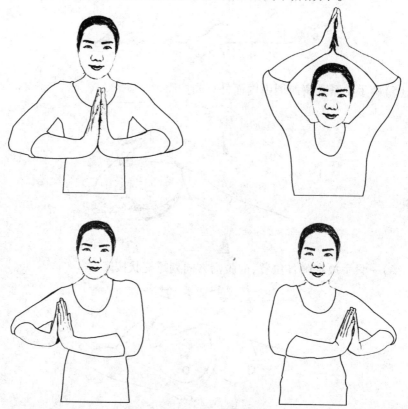

第二节：双手合十后向上到头顶打开，然后再在胸前合十、打开、合十、打开，四次。再双掌合并后用力在胸前左右移动，向上分开后，慢慢放下。

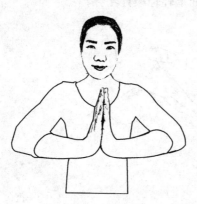
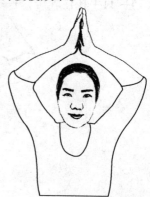

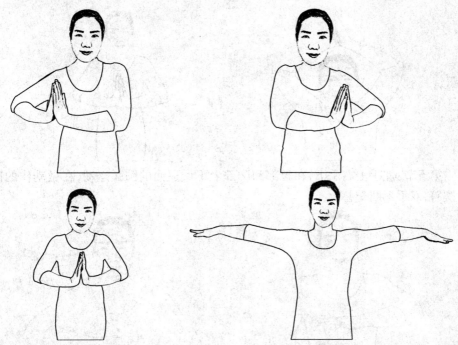

第三节：双掌分别放在胸部两侧，指头朝内，向前延伸至胸前合十再打开，重复做四次。

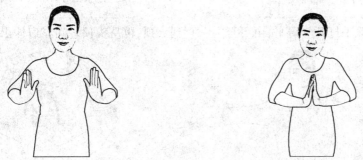

第四节：双手合十、抬起、打开，再双手向内合十，放在乳房中间，用力贴近中线。两拍一个节奏，重复四次。

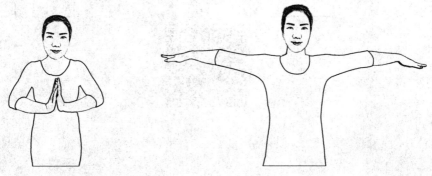

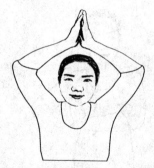

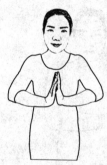

　　第五节:左手上右手下,在腹部和胸部上下做巡回的圆弧运动,在做动作的同时摆胯,双手不断交替。

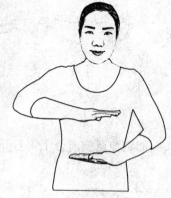

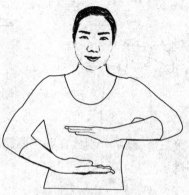

　　第六节:双手打开与肩平,由下至上一直到头顶,再从头顶之间靠肩伸出。

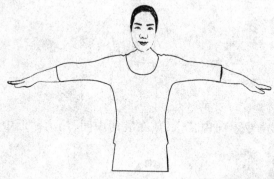

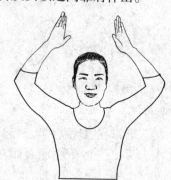

第九章　催乳师市场开发技巧

市场开发，通俗地理解就是通过一些手段来扩大客户群体，争取潜在客户，达到扩大销售额、提高市场占有率的效果。

第一节　拓　客

1. 与月嫂家政公司建立合作关系。

2. 电视、网络宣传。

3. 在女性或孕妇喜欢的杂志中派发传单。

4. 到一些能增加客户源的最佳场所发宣传资料，如妇产医院、孕婴用品店、儿童影楼等。

5. 朋友、老顾客转介绍。一传十，十传百，建立转介绍制度并严格执行。

6. 养成推销自己的习惯。如：派发名片，穿上印着公司名称的衣服，或者拿着印着公司名称的箱子，看见孕妇就推荐自己等。

7. 加入催乳师联盟，资源共享。

让大家做这些难吗？做一次简单，做很多次，效果不佳可能有人就会放弃。所以一定要在心里树立一个信念——我一定要成为我理想中的人物，我一定要做好这件事。为自己活，为他人着想，尽最大的能力来发展自我，对人类社会做一番贡献。也许有人觉得这个"帽子"有点大，我们现在的身体素质普遍不高，如果实现全民母乳喂养，国民的体质就会提升，那不是强大了整个国家吗？

记住：是决心，而非环境在决定你的命运。所以大家要学会适应环境。简单的事情重复做是取得成功的前提。

以下是能改变一生的重要信念，在此与大家分享：

（1）过去不等于未来。

（2）没有失败，只有暂时停止成功。

（3）上帝的延迟并不是上帝的拒绝。有一个人他在

21 岁时，做生意失败；

22 岁时，角逐州议员落选；

24 岁时，做生意再次失败；

26 岁时，爱侣去世；

27 岁时，一度精神崩溃；

34 岁时,角逐联邦众议员落选;

36 岁时,角逐联邦众议员再度落选;

45 岁时,角逐联邦参议员落选;

47 岁时,提名副总统落选;

49 岁时,角逐联邦参议员再度落选;

52 岁时,当选美国第十六任总统。

这个人就是林肯,因为他坚信上帝的延迟,并不是上帝拒绝,因此能屡仆屡起,最终成就不凡。

(4)任何事情的发生必有其目的,并且有助于我。

(5)重要的不是发生了什么事,而是要做哪些是来改善它。

(6)要让事情改变,先改变自己。

(7)假如我不能,我一定要;假如我一定要,我就一定能。

(8)成功者决不放弃,放弃者绝不成功。

(9)成功者愿做失败者不愿做的事情,所以他成功。

(10)我一定要,马上行动,绝不放弃。

以上的信念适用于生活,及任何工作,与大家共勉。

成功的推销等于知识(30%)加人脉(70%)。催乳师推销的就是自己的技术,那么这里有一些推销法则:

(1)具备一周工作七天,每天愿工作 24 小时的意识。

(2)在谈任何产品销售的时候,都不要直接切入产品。

(3)养成好的学习习惯,多读书。

(4)推销冠军的秘诀之一——大量地派名片。

(5)结交人际关系需要主动出击。

(6)在合适时间、合适地点,都要介绍自己、推销自己。

(7)每天晚上把当天交谈过每个人的名字和内容整理一遍。

(8)行销业绩能提升的关键是每天要定出必须完成的量化限额。

(9)每天完成一定数量的电话拜访。一个卖别墅的销售员,每年给客户打 36 000 个电话,28 800 个会接,11 520 个会听他讲,4 608 个会有兴趣,1 843 个会出来看,737 个会考虑,294 个会有意向,117 个会洽谈,47 个想买,最终成交的 18 个,成交 18 单会让他赚到 200 万元。他得出结论:每打一个电话会赚到 55.55 元。销售就得有这种精神! 量变会引起质变! 对的事情坚持做,就会成功!!!

(10)顾客能约见你,就成功了一半。

(11)先为顾客考虑,顾客才会为你考虑。

(12)推销自己比推销产品更重要,所以要注重个人素质的提升。人有修养、有气质、专业,气场就会强大,会吸引客户,会让客户信任你。只有客户真正喜欢你,相信你之后才会选择你的产品。

(13)推销冠军不只要准时,还必须提前做好准备。

(14)见客户前5分钟,对着镜子给自己一番夸奖,增强自信心。

(15)任何时间、地点都要言行一致,背对客户时也要对客户100%尊敬,例如打电话要微笑,衣着整齐。

(16)成功行销就是永不放弃。

(17)顾客不只买你的产品,更买你的服务精神和服务态度。

第二节 接 待

1.仪容仪表

(1)着职业装;

(2)微笑是最美的妆容;

(3)专业问诊,首先请客户填写催乳客户问诊表。

催乳客户问诊表

产妇姓名:	产妇年龄:	宝宝姓名:	宝宝性别:	宝宝体重:
宝宝生日:	产妇联系方式:		产妇家庭住址:	
生产方式:1.顺产;2.剖宫产。				
胎次:1.第一胎;2.第二胎;3.第三胎。				
第一胎哺乳方式:1.母乳;2.混合喂养;3.人工喂养				

一、平时佩戴文胸习惯
1.穿带有钢圈的文胸;2.穿带有海绵的文胸;3.穿不带钢圈的文胸;4.穿全棉文胸;
5.喜欢定型效果好的文胸;6.不讲究,好看就穿;7.重视文胸材质;8.穿化纤面料文胸;
9.24小时穿文胸;10.睡觉时不穿文胸

二、开始泌乳时间
1.孕第16周;2.孕第20周;3.孕第24周;4.孕第28周;5.孕第32周;6.孕第36周;
7.孕第40周;8.产后第一天;9.产后第2天;10.产后第3天;11.产后第4天;12.产后第5天

三、乳房既往史
1.乳腺增生;2.乳腺纤维瘤;3.手术史;4.乳腺炎;5.隆胸史

四、乳房现病史
1.乳头过大;2.乳头过小;3.乳头凹陷;4.乳头扁平;5.乳房松软;6.一直泌乳少;
7.近期突然泌乳少;8.曾涨奶;9.胀过后少奶;10.宝宝不吸吮;11.发烧;12.乳房胀痛;
13.乳汁自出

催乳客户问诊表(续表)

五、产后普通型缺乳的表现

1. 乳房柔软不涨;

2. 乳汁分泌不足或全无

六、气血虚弱型缺乳的表现

(一)气虚的表现

1. 面色黄白、缺少红润;2. 精神不振、动则疲劳;3. 少气懒言、语气低微;

4. 喜暖畏寒、喜静懒动;5. 咳嗽气短、动则气促;6. 不思饮食、胃胀或痛;

7. 腹胀肠鸣、腹泻或便难;8. 胸闷心悸、或有胸痛。

(二)血虚的表现

1. 面色苍白、唇色爪甲,淡白无华;

2. 眼睑淡白无血色、眼睛易疲劳;

3. 头晕目眩,肢体麻木、筋脉拘挛;

4. 心悸心慌、失眠多梦;

5. 皮肤干燥,头发枯焦。皮肤易掉皮屑,易瘙痒;

6. 大便燥结,小便不利;

7. 小腹隐隐作痛,恶露量少色淡。

(三)气血双虚的表现:

1. 乳汁不足,量少清稀,自漏;

2. 乳房柔软无胀;

3. 面色无华,神疲气短,心悸,头晕腰酸;

4. 纳少;

5. 舌淡,苔薄白,脉细弱

七、肝郁气滞型缺乳的表现

1. 乳汁少或无、浓稠;

2. 郁郁寡欢、心烦易怒;

3. 口苦咽干、嗳气食少、胸胁胀满;

4. 失眠、多梦,大便干结,头晕目眩;

5. 色边红,苔薄白,脉弦

八、乳汁瘀积的表现

1. 产后3~7天发生;

2. 乳房出现肿块,可以移动,表面光滑,边界清楚,肤色不变,按压胀痛;

3. 皮肤不热或温热;

4. 与肿块相对应的乳孔没有乳汁排出;

5. 产妇焦虑,烦躁

续表

九、诊断

1. 产后普通缺乳；

2. 气血虚弱型缺乳；

3. 肝郁气滞型缺乳；

4. 乳汁瘀积

十、治疗方案

1. 产后普通缺乳：专业催乳按摩＋食疗；

2. 气血虚弱型缺乳：补气养血＋健脾通乳＋专业催乳按摩；

3. 肝郁气滞型缺乳：疏肝理气＋解郁通乳＋专业催乳按摩；

4. 乳汁瘀积：专业催乳按摩＋食疗；

5. 回乳：专业催乳按摩＋食疗

十一、治疗效果

第一次：一、好　　二、较好　　三、一般　　四、无效

第二次：

第三次：

第四次：

第五次：

第六次：

十二、客户签字

十三、催乳师签字

年　　月　　日

第三节　沟通技巧

沟通不仅可以对乳母哺育的情况进行了解，还会发现其他情况，善用沟通技巧，可以对乳母产生正面的影响，有利于母乳的分泌。

通过了解乳母及其家人的感受，以及婴儿的需求，可以建立母亲对哺乳及育儿的信心，鼓励母亲选择适合自己的方式，也可以帮助家庭及其他成员知道母亲的感受，以母亲期待被对待的方式回应她，促进哺乳的开始以及持续，进而享受这个珍贵的生命成长历程。

一、沟通方式

沟通技巧需要经常练习,沟通者需具备人类行为与催乳、产妇与新生儿、营养、心理学等相关知识。沟通蕴含两个重要的目标,首先需要通过聆听与了解技巧来了解状况,才能采用支持与信心建立的技巧,达到处理情况的终极目标。并不是每个人都可以轻易地面对他人说出自己的困境。一个害羞的哺乳妈妈可能不容易说出自己的内心感受,尤其是面对她不熟识的人时,你需要一些技巧让她觉得安心且自在,这会鼓励她愿意多说一些,就能帮助你更了解现况,找出可以帮助她的切入点。

换言之,要表现出积极的聆听态度,也就是鼓励她多说之外,更要运用一些语言与非语言的表现;展现真诚的关怀是重要的态度,真心对对方的故事感到有兴趣,保持开放的心态,不预设立场,不做价值判断,实时回应她说的内容与说话时的情绪,让她感受到自己是被理解的。人一旦感受到被理解,比较容易放下防备,真实展现内在担忧或害怕的情绪,面对现况,进而找出可以帮助自己的做法。下面分别说明如何运用聆听与了解技巧达到了解状况及处理情况的目标。

曾有人提出"七秒钟决定你在别人眼中的印象"的说法,因为人们往往在初次见面的瞬间,就已经在脑海中有了对对方的一种直观感受与评价,所谓第一印象,又称为首因效应。初次印象作用最强,持续的时间也久,对于事物整体印象所产生的影响也较大。这些所谓的初始印象,经常受到外在释放讯号的影响,包括性别、年龄、衣着、姿势、面部表情等外部特征。对方的初始印象,也不同程度地反映在彼此的对话上,也要用心于非语言信号的传递与感受。

下列五点方式是左右非语言沟通结果的关键:

1. 姿态

座位高度要相等,一般以45°角的方向坐着会比较亲切;直接面对面地坐着,呈现一些权威或压迫感。

2. 眼睛接触

帮助:眼睛是灵魂之窗,当对方说话时,注意地看着她。注意,不是一直直视对方,而是顺着谈话内容带着关怀极有兴趣的感情回应式地看着她。

阻碍:在谈话中突然看着别的地方,像是低头看着自己笔记;或者手表,即使是非常短暂的动作,都会让对方觉得自己不受尊重,或是感受到时间压力。

3. 两人之间有障碍物

帮助:谈话时尽量维持社交距离,即对话的两人间要有一个手臂的距离,且没有障碍物。必要时绕到桌子或病床的另一边,或是暂时放下手中的笔记,以此透露出关注的信号,同时也方便在谈话过程中适时运用肢体接触传递支持与温暖。

阻碍:以咨询的角度来看,一个坐在桌子后面或当你说话时一直在记笔记的咨询者,无法让对方感受到被关心,或是放松自在的感受。

4. 从容不迫

帮助:从容地坐下并问候对方,让对方觉得你有时间听她说自己的问题,需要的时候微笑并安静地陪对方哺乳,细心观察一个完整的哺乳过程,之后等她主动提问或回应。

阻碍:简略问候就立刻开始收集资料;站在床尾、门边,或是身体面向着出口,或是一直看表等行为,会呈现出一种匆忙的感觉,阻碍哺乳期妈妈想多说一些的勇气或意愿。

5. 触摸

帮助:在社交范围许可的前提下,适当触摸妈妈可以表达一种支持,尤其是妈妈感到挫折或担心时,面对一味哭泣落泪的母亲,不要急着递餐巾纸,静静地陪伴或轻拍背。

阻碍:虽然肢体的接触可以传递温暖的感受,有时候过于突然或是超越社交礼仪的触碰,反而会有反效果。

日常生活中经常检查自己在人际互动中的非语言信号,可以帮助大家更熟悉,并更呈现更自然的状态;试着找一位好朋友谈谈,或是利用录影的方式记录自己沟通时呈现的非语言讯息。

二、沟通技巧

1. 以开放性的语法提问或回应

面对一个母乳哺育家庭,你必须先了解一些信息,才能开始和母亲讨论或了解如何帮助她。开放性的问题通常以"如何? 什么? 何时? 何地? 为什么?"开始,让母亲以自己的方式说出当下最重要的信息,可以在有限的时间内了解到更多细节。比"有没有?""会不会""是不是"等封闭式问题获得的信息更多。

例:(1)"你是怎么喂你的宝宝?"母亲就可以告诉你是怎么喂宝宝的,获得的信息准确而简单。

(2)"你的宝宝吃母乳吗?""从宝宝一出生就一直吃母乳吗?""晚上也会喂婴儿吃母乳吗?"等一连串封闭式问题,得不到开放性问题的信息。

并不是每位母亲都可以侃侃而谈,如何使用问题来开始及持续对话也是一种需要练习的技巧。你必须先提一个容易回答的问题来开始对话,一般的开放性问题通常都会很有帮助,可以让母亲说出重要的事情,例如:"你喂奶的时候,乳房有什么感觉?"或是"谈谈你家人对喂母乳的看法?"

当然,有些母亲可能会简单地说"哦""都很好""没什么特别""谢谢"。这时候你需要运用其他的咨询技巧来辅助,你可以说:"你说得好,指的是…"或是使用特定的问题可能会有帮忙,例如:"你先生呢? 他有什么想法?"或"出生后多久开始喂母乳?"。

有时你可能也需要问一些封闭性问题来确认现状,例如:"你有给宝宝有加配方奶吗?"适时运用开放性的问题,可以鼓励妈妈表达自己想说的事情,偶尔以封闭性问题提问,对于确认与理清实际情况也是必要的。

2. 在对话中表现出有兴趣的反应及姿态

日常生活中,如果一方都没有任何回应,会有话不投机的感觉。如果你希望母亲能继续说下去,必须表现出你对她所说的有兴趣。哪些方式及表现会让对方觉得你在聆听有兴趣呢? 一般来说可以透过语言及非语言两种方式传递:

语言部分:可以用一些生活常用的口头语,在说话段落中适时表现,例如:"啊""嗯嗯""这样哦""然后嘞"……

非语言部分:整体的身体姿态会塑造一种截然不同的感受,例如身体重心靠近对方,就表示对对方有兴趣。当然如果母亲表现出一种负向的情绪时,也应该是时在语气上调整,以回应妈妈的感受,或是呈现对应当下情绪的面部表情。记着,人与人相处是一种自然的过程,良好的咨询者必须培养高度的自我察觉能力,觉察自己当下的情绪与状态,所谓"相由心生",如果感到母亲的态度冷漠或者防卫时,首先应快速审视自己当下的内在状态,调整正向中立的心态,不受负面情绪影响,才能自然地流露出真诚的非语言信号。

不同的人们会用不同的习惯用语,如:"喔""哦""是吗",它们是语言的一部分,这样的回应主要在传递我听到了或我理解你的意思,所以除了口语的回应外,语速、音调与音量所呈现的情绪意义更是关键;这没有绝对的技巧,而与当时的对话脉络息息相关。

可以试着找一位好朋友谈谈,或是利用录影的方式检视自己沟通时呈现的状态是否合宜。

3. 理解性回应

面对一位遇到挫折或瓶颈的母亲,乳房保健按摩师应问母亲一些理清事实的问题,以帮助了解情况,像是"怎么样的痛?""痛多久?"等,然而这些问题的答案通常没有办法降低母亲的焦虑或担忧,反而可能让母亲的情绪越来越低落,回应的越来越少。

此时理解性的回应可能更有帮助,这表示你了解母亲在说的事情,会让她较愿意谈论更多自己觉得重要的点。

例:如果妈妈表述宝宝昨天晚上哭得很厉害,我们可以说:"哦,宝宝哭了一个晚上啊,那你都没有好好睡觉……"这样回答传递我们是理解妈妈的辛苦,认妈妈觉得被理解。

4. 表现出同理心——表示你了解对方的感受

所谓"咨询",除了寻求一些做法上的建议与支持外,还包含深层的心理层面的困境。当母亲谈到一些自己的感受时,表现出你听他所说的,并且你尝试以她的立场去了解她的感受,也就是所谓的"展现同理心"是一种很有帮助的回应。如果一个母亲说:"宝宝常要吃奶,让我都睡不好!"你可能即刻问一些实际的问题以澄清状况,像是:"多久要吃一次?""这样子有多久了?""你一直都觉得非常累吗?"面对一位遇到挫折的母亲,先给予大量的情绪上支持,远比评论问题严重程度来的重要。

如果单纯以理解性回应母亲有关婴儿的谈话,例如:"他常常想要吃奶吗?"

这只是澄清母亲所说的婴儿的行为,而忽略了她所提及的个人感觉——她觉得很累!所以,同理心不只是回应母亲告诉你的事情内容,而应了解母亲的内心感受并支持母亲一切感受。同理心和同情心不同,当你从你的经验或观点来看这件事,而是对某人或某事觉得难过时,你会表现出同情心。你可能说:"喔!我知道这种感觉,我的孩子也常要吃奶,把我累坏了。"基于个人经验感受而展现的同情心式的回应,常常使得注意的焦点集中在你身上,这样也许拉近彼此的距离感,却无法纾解母亲当下的负向情绪,有的时候甚至会让咨询中心失焦。母亲可能会无法聚焦在知道你当时的做法,而不是在呈现自己的内在感受或其他与问题有关的重要信息,之后会更挫折。

范例 A:以提问来帮助保健工作者了解状况

保健工作者:XX 早,你和宝宝今天好吗?

母亲:宝都不吃奶耶,他好像不喜歌我的奶水。

保健工作者:不吃奶的情形有多久了?

母亲:这个礼拜开始的。

保健工作者:他现在多大了?

母亲:六周了。

评语:保健工作者询问一些事实,但忽略了母亲的感受,所以即使得到一些重要信息,却可能让妈妈对现况更焦虑

范例 B:表现出同情心

保健工作者:XX 早,你和宝宝今天好吗?

母亲:宝宝都不吃奶耶,他好像不喜欢我的奶水的。

保健工作者:喔!我知道那种感受,之前我回去上班时,我的小孩也这样的。

母亲:那你怎么办?

评语:这个保健工作者表现出同情,让谈话的焦点转到自己的身上,这会阻碍母亲表现更多个人的感受或想法,尤其当保健工作者的个人经验是改喂配方奶时,可能加重妈妈的挫折感。

范例 C:运用同理心的回应

保健工作者:XX 早,你和宝宝今天怎么样?

母亲:宝宝都不吃奶耶,他好像不喜欢我的奶水的。

保健工作者:听起来…这样让你觉得很挫折喔!

母亲:对呀! 我觉得自己很没有用,每次只要宝宝不吃奶,我婆婆就会用奶瓶喂他吃配方奶。

保健工作者:喔,这样啊!（以眼神传递了解与支持并鼓励母亲多说一些）

母亲:对呀,她认为我没办法只喂宝宝吃母奶。

评语:这个保健工作者表示对母亲感受的同理心,无须问直接的问题就了解些非常重要的事。

5. 避免使用评论性或批评字眼

日常生活中习惯使用的一些评论性的字眼,用在喂母乳这样的生活事件中,似乎过于严苛,对母乳家庭而言,最重要的事莫过:母亲奶得顺心,婴儿健康快乐成长,至于姿势是不是标准? 有没有出现吃到足够奶水的现象并不重要。宜将焦点关注在真实的母亲与婴儿身上,要尽量避免评论母婴的表现。

范例 A:使用批评性的字眼

保健工作者:XX 早,宝宝现在吃奶正常吗?

母亲:应该还好吧!

保健工作者:你的奶水充盈吗?

母亲:我不知道,我希望是够啦,可能没有…我也不知道耶!（她有一点担心）

保健工作者:他这个月体重长得好吗? 我可以看看他的生长曲线图吗?

母亲:不知道耶……他是在长啦!

评语:这个保健工作者没有得到任何有用的资讯,反而让母亲陷入一种不安的情绪中。

范例 B:避免批评性的字

保健工作者:XX 早,现在母乳喂得怎么样?

母亲:一切都还好耶,他好爱吃奶噢,看他吃奶的样子好可爱!

保健工作者:哦（面露微笑）他的体重呢? 我可以看看他的生长曲线图吗?

母亲:护士说他这个月体重增加了一公斤,我很高兴耶!

保健工作者:很棒哦! 显然他从你的母乳中得到了成长所需的一切。

评语:这个保健工作者了解到他所需要知道的事,同时也帮助母亲确定了喂奶的状况。

评论性问题通常是封闭性问题,使用开放性问题应避免使用批评性字眼。当然并非所有封闭性提问或是评论性字眼都不可用,有时候为了建立母亲的信心时必须使用到这些字眼,尤其是正面的像是"婴儿大小便的量或次数都很好。"表示婴儿得到成长所需的营养而且喂得很好,但要尽量避免使用它们,除非有非常重要的原因。

小结：

咨询是一种人与人间等求帮助的对话过程，并不是一种天赋的能力，需大量的日常练习。首先要培养自我觉察的能力，包括个人价值观与惯性的肢体语言。聆听并不是一种被动的状态，表现出有趣的回应会让对方更愿意诉说可以更好地领悟对方的意思，同时可以传递一种理解对方的感觉。回应说话者的情绪更是重要的技巧。当人的情绪被看见且被接受时，就会产生一种"我不孤单"的安全感，不要评论对方的表现，下面有一些友善的语句可以运用在日常生活中的咨询练习：

你当时怎么处理？

你可不可以举个例子？

哪个问题是你现在最关心或最需要理的？

你刚提到有关……

你的意思是……

三、聆听及了解的技巧

1. 建立信心和提供支持

一个哺乳的母亲很容易在家人及朋友的压力下，给予婴儿非必要的配方奶。

提供支持可以让她觉得有信心且愿意继续努力，自信心除了可以使她更能对抗外来的压力，正向的情绪可以使母亲泌乳与哺乳更顺畅。

有时，我们所提供的方法并不能被母亲及家人所接受，常常是因为我们太急于提供我们认为必要的信息，而忽略母乳家庭真正的需求。避免直接告诉哺乳的母亲应该做什么，母亲会觉得她是靠别人的帮助这才会有这样的结果，而无法透过哺乳历程增加自己的信心，母乳哺育是天天发生的事情，只有愿意，并且相信自己可以做到，才能坚持下来。

2. 接受母亲的想法及感受

咨询是一种寻求协助的助人历程，重点并不在于价值观澄清或是知识传达，如果你明确表示不认同或是告诉她没有什么好担心的时候，试想，母亲的感觉会怎么样？她会觉得自己不被理解，或是觉得自己怎么那么笨，连大家都知道的事也不明白。这样的感觉不但对鼓励她持续喂母乳没有帮助，甚至可能加速她停止喂奶的决定。

所以重要的不在于及时更正母亲的想法，当然这也不是要去附和母亲的观念。合宜的反应是：你接受她的想法及感受，"接受"意味着以中性的立场来回应，像是"我听到了，我知道你很担忧"，这无关是否赞同，而是传达了解与听到对方心声。

范例 A

母亲说：我的奶水很稀、很清，不够营养，所以我必须改喂配方奶（这是一个错误的观念）。

回应1:喔——不是这样的!奶水稀不是不够营养,它本来就是这个样子!

(这是一个不适当的回应,因为是不赞同/反对/批评母亲)

母亲说:我的奶水很稀,这可能是一个问题。

回应2:你的奶水是有点稀。

(这是一个不好的回·因为是赞同了一个错误的观念)

回应3:我了解,你担心你的奶水品质。

(这是一个适当的回应,因为表示出接受的同理心)

当然,身为保健工作者,你可能想要念,在上面的例子里,你可以向母亲解释:刚开始流出来的母乳通常看起来都是清清的,但是它含有丰富的水及具免疫力的乳清蛋白。

首先,你该关注且回应那些让母亲担忧的负面情绪,这会让她感受你接受她,之后以温和的方式提供合宜的信息,使其没有被批评的感觉。

范例B:接受母亲的感觉

母亲含着眼泪说:宝宝感冒了,他鼻子完全塞住,没办法吃母乳,一直哭,我也不知该怎么办! 好烦噢!

下面哪一种回应是接受母亲的感觉?

回应1:不要担心,小孩感冒都是这样的!

(无效的安慰,反而让母亲觉得自己大惊小怪)

回应2:你很担心宝宝鼻塞喔!

(理解母亲的担忧并传递关怀)

回应3:不要哭啦! 感冒很快就会好了,没那么严重!

(无效的安慰且抑制母亲情绪表达,同时提供不适当的保证)

回应1和3并未接受母亲的感觉,因为那些回应会使她觉得她的沮丧是不对的,会打击她的信心(而正是我们大多数人所做的)。

回应2接受她的感觉,让她觉得她的沮丧没有关系,因此不影响她的信心。

3.注意并赞美母亲和婴儿做得好的部分

身为一个保健工作者,我们是发现并解决问题的人,通常,这意味着我们只会注意到我们有责任找出个案做错的部分,并且试着去引导,我们必须先注意且肯定他们做对的部分,建立母亲的自信心。

要注意到母亲做对且值得赞美的部分,必须时刻注意到他人好的行为,常常赞美,让赞美成为习惯。

4.给予实际的帮助

咨询是一种人与人间寻求协助的对话历程,在对话过程中,提供实际的帮助比话语更有效。当一个母亲疲惫或不舒服时,给予背部按摩或使其处于舒适的姿势;当她口渴时,给她一杯热饮当她已经接收太多建议时,协助她理清思路。观察她抱婴儿的姿势,进行完整乳房评估等,关键点在于母亲需要什么,例如:一位剖宫产产后第一天的母亲表示:"我都还没有给他吃母乳,要坐起来奶太痛了。"此时,除了针对母亲的疼痛给予同理心的回应,你可能急着想说:"越早开始喂奶越能刺激奶水分泌"的重要信息,记住重要的不是及时更正母亲的想法,建立母亲的信心,才是协助处理母乳问题的关键。所以,此时合适的回应是:"让我们一起看看怎样可以让你更舒服。"

5. 以正向的方式提供帮助

分享哺乳的经验是重要的,纠正母亲错误的观念也是重要的,但不要马上纠正其错误的观念,要等建立起母亲的信心之后再做。哺乳是一个长期进行的事情,不同的阶段会有不同的注意事项。太多信息会扰乱当下的焦点。试着给一两点对当下最重要或是最有效的建议,之后务必跟踪母亲的情况,必要时再提供其他的建议。

范例 A:给予适切的劝勉

两个月大纯吃母乳而且很健康的小宝宝,体重有增加,最近他突然变得很饿的样子,好像妈妈的奶水不够了。

哪一个回应最贴切?

回应1:小明长得很好喔,不要担心你的奶水量,最好能纯母乳喂养到六个月大再加辅食,同时继续喂奶。

回应2:小明现在长得很快,他的生长曲线圈表示他得到了成长所需的奶水。一般来讲,健康的婴儿在长得快的时候会看起来很饿,几天后他会比较稳定。

评语:回应1中并没有解释小明现在的行为,辅食对两个月大的婴儿并不适用。此外,告诉母亲不要担心不但没有帮助,也可能抑制母的情绪表达。

回应2解释小明目前的行为及母亲的担心,所以比较贴切。

范例 B:以正向的方式提供劝慰

三个月大的宝宝,母亲除了喂他吃母乳外,想开始添加一些米糊,婴儿大便变得稀稀的,母亲很担心,不知道是不是该停止全母乳。

回应1:你能在决定添加米糊之前先提出问题,这样很好,但是母乳里就有可以改善宝宝拉肚子的成分。

回应2:喔,不可以,不要停止母乳,现在加米糊只会让情况更糟糕。

评语:回应1是正确的,不会让她觉得做错或失去自信。

回应2是批评性的,可能让母亲觉得做错而丧失信心。

6. 使用简单的语言

保健工作者习惯在工作中使用常用术语或医学专有名词这会增加母亲理解上的难度,这样的咨询效果当然会打折。使用简单熟悉的语言是重要的,使用他们习惯的语言,可以增加信息传递的亲切感,无形中提高对母乳家庭的支持。

范例 A：使用简单的语言

关于"含乳"的指导，下面的哪条较易被母亲了解？

叙述 1：婴儿必须要正确含乳才能有效地将奶水吸出。

叙述 2：如果婴儿嘴巴张得很大，含住一大口乳房时，比较容易吸到奶水。

评语：

叙述 1 使用了"正确"及"有效"等具评论与判断性的字眼，很多母亲会失去哺乳信心。

四、沟通话术

(一)电话沟通话术

电话沟通往往是催乳服务的第一步，也是关键的一步，直接决定服务单能否成交。一次催乳单的成交可能会为下一单催乳埋下伏笔。每个客户从表面看是单个个体，但每个客户的后面都有一个人脉关系网，背后有无数的潜在客户。因此电话沟通特别重要，要让对方从催乳师的声音中感受到热情、友好、专业，给对方留下诚实、可信的印象。

电话铃声响起的时候不要太着急去接（也让产妇觉得你的业务比较忙），可以先稍微酝酿一下要说的头几句话，想想自己该说什么和怎么说，以免电话接起时不知所云。电话接起后，用微笑的表情和认真的态度，针对客户提出的问题用专业的知识，耐心地为客户解答。当对方听不太明白时，再稍加解释即可，解释应适可而止。产妇还是不太明白时，要停止并且转换话题，让产妇的思路跟着你的思路走。电话沟通时吐字要清晰、语气要亲切，亲和的语气可以让客户感觉非常舒服，给对方留下好印象，有利于拉进和客户间的距离，提高成交的概率。

问：你是催乳师吗？（很多产妇都会问）

答：是的，我是催乳师 XX，您是奶涨还是奶少？

问：你是怎么催乳的？

答：我是用手法配合饮食加心理疏导等方法，解决产后乳房疼痛、乳汁淤积、乳腺堵塞、急性乳腺炎和少乳等哺乳期乳房问题的。

问：催乳后有效果吗？（一般产妇分不清催乳和通乳）

答：有效果！对于乳房肿胀的通乳有立竿见影的效果。

问：奶少也有效果吗？

答：有效果，每个人奶少的情况不一样，效果也不一样，但是做后一定比没做通乳前奶水多很多。

问：会不会对乳房造成伤害？

答：（非常肯定地告诉她）不会，我已经做了几百个产妇了，没有造成任何的乳房伤害。

问:通乳后能保证我以后都不堵奶吗?

答:一般情况下做完通乳后都不会堵塞。但是奶水随时在分泌,如果产妇长时间不喂,也有再次堵塞的可能。如果产妇勤喂奶是很少堵的。

问:催乳多少钱? 价格有点高,可不可以少点?

答:是的,我的价格是比一般的催乳师要高,因为我的技术非常好,我们请催乳师是要更快更有效解决问题,太便宜你也不敢用,钱是小事,不解决问题或增加问题影响宝宝与你的健康可是大事。

问:我现在产后 3 天,做完保证有奶吃吗?

答:放心吧,产后 3 天正是泌乳的好时间,做完通乳后,乳腺通畅了,多喝热水,勤哺乳,奶水会越来越多的。

问:我现在头疼发烧,乳房有点疼,奶水不出,怎么办?

答:你这种情况可能是急性乳腺炎,要赶快疏通乳腺,把淤积的奶水排出来。乳腺通畅了,再配合药物,体温就会降下来。你先测量一下体温,如果温度超过38.5℃就不要给宝宝吃奶了,尽可能地把奶排出来,到医院看看。

问:我的乳房好痛,但是摸起来又没有硬块,这是怎么回事?

答:可能是乳汁淤积的表现,虽然没有硬块,但也是堵塞,"痛则不通"。要早做疏通,及早治疗,以免得乳腺炎。

问:我的乳头太短,宝宝不好吸,怎么办?

答:乳头内陷或太短都不会影响到宝宝吸奶,只是会比较不好含接,宝宝会有点反抗,可以用哺乳姿势来弥补这个缺陷,不用担心! 在我做过的产妇中也有这种情况的,也能母乳喂养。

问:我的乳头太粗,宝宝含不住,怎么办?

答:你的宝宝有多重? 如果足六斤,就不用担心了,只要注意纠正哺乳姿势就可以含住了。如果不足六斤重,也不必担心,虽然宝宝吸吮能力比较小,嘴也小,但是可以用吸奶器吸出来先用汤匙喂,直到宝宝足六斤,就可以了。

问:乳房里有一个硬块,有点痛,吸奶器、宝宝都吸了,消不下去,怎么办?(整个乳房都硬硬的,痛得不能碰,吸奶器吸不出奶水来,要怎么办?)

答:这种情况是因为乳房管道堵塞了,乳汁出不来,中医说"不通则痛"。您有发烧吗? 做通乳可以预防急性乳腺炎,通过我们专业的手法就能把乳管打通,使乳汁顺利出来。

问:乳房软软的,一天也感觉不到涨,没什么奶水,怎么办?

答:您这是少乳的表现,需要做催乳。可能是气血虚引起的乳房软,少乳,通过刺激穴位来调理气血,就能达到催乳的效果。

2. 现场沟通话术

问:我这个是什么原因引起的?

答:根据问诊、望诊、触诊检查的情况辩证分析得出的结果来回答。

（1）奶水少的回答

①产后哺乳不及时；（喂奶时间短，次数少）

②乳腺不通畅，堵塞；

③乳头条件不好——扁平、内陷、大、小、短；

④劳累，睡眠不足，精神压力大；

⑤哺乳姿势不正确，哺乳方法不合理；

⑥体质的原因；（气虚、血虚、脏腑失和）

⑦滥用避孕药，内分泌失调；

⑧产妇自信心不足；

⑨宝宝吸吮力不足；

⑩母婴分离。

（2）乳腺炎的回答

①乳头皲裂引起的细菌感染；

②喂奶后没有排空多余的奶水，乳汁淤积引起乳腺炎；

③肝郁气滞，心情忧郁引起乳腺堵塞，诱发乳腺炎；

④热毒蕴结，内火导致乳腺堵塞，引起乳腺炎。

（3）乳房硬块的回答

①生理性奶胀没及时处理遗留的硬块；

②乳腺管没通时，过早喝下奶汤引起；

③奶水过多导致的乳汁淤积；

④乳腺管堵塞导致的乳腺淤积；

⑤外力的挤压和碰撞导致的硬块；

⑥热毒蕴结引起的经络不通形成硬块。

（4）其他问答

问:做通乳疼吗？

答:不会痛,放心吧！大多数做通乳都不会痛的,只少数比较敏感的会有轻微疼痛,不过一般都能接受。

问:我现在乳房不痛也不胀,怎么才知道奶水增多了？

答:宝宝吸奶时不哭了,吸奶时吞咽声多了,并且奶粉用量减少了,而宝宝的大小便是正常的,精气神也正常,就说明奶水多了。

问:硬块是不是做完就没有了,乳房也不疼了？

答:是的,一般做完通乳后,乳房的硬块就会没有了,疼痛感也会消失。宝宝吸奶的过程中也会感觉到宝宝吸得比以前轻松。也有少部分妈妈,刚做完还有轻微的疼痛感,那是因为堵奶的乳腺管膨胀受损还没复位,需要时间来修复,明天就没事了。

问:通乳后奶水是不是会多起来?

答:是的,一般通乳后奶水都会多起来。但是每个产妇的情况不一样,奶水增多的情况也会不一样。有的产妇刚堵塞就通乳,有的产妇是日积月累的堵塞,堵塞时间长,恢复的效果就不一样。不过不用担心,这只是暂时的,一般做完通乳后乳腺管通畅,宝宝多吸,奶水很快就会增多,也有个别的产妇恢复得较差,但是只要有信心就会多起来。

问:我的奶水一边吃一边流怎么回事?

答:这是一种乳汁自溢,不是乳汁多的表现,如果漏奶量少的话是奶阵,如果漏奶量比较多,宝宝吃时乳房里没有多少奶水那是气虚的表现,无法固摄乳汁而自己流出来。

问:我乳头凹陷,宝宝吸不到,你们有没有办法让宝宝吸到?

答:乳房内陷或太短都不会影响到宝宝吸母乳,只是宝宝比较不好含接,可以用哺乳姿势来弥补这个缺陷。实在不好含接的还可以借助哺乳工具来哺乳。不用担心,在我做过的产妇中,许多你这种情况都在母乳喂养。做完按摩后会教你正确的哺乳方法,放心,保证让宝宝吃上母乳。

问:感冒了,还可以喂母乳吗?

答:可以的,感冒并不影响母乳喂养,感冒是通过呼吸系统传播,为了防止交叉感染,妈妈感冒时最好戴上口罩。

问:我这个硬块是什么原因造成的,能做好吗?

答:可以做好,你这是因为奶水太多,宝宝没吸空乳房,乳汁淤积引起乳管堵塞造成的。像你这种奶水比较多的人,建议以后少喝高脂肪的浓汤,可以适当喝些清淡的蔬菜汤。

问:催乳后什么时候可以喂宝宝吃啊?都挤完了,等会宝宝没奶喝了。(遇到这种情况,催乳师不要和老人顶撞,要用我们的专业知识,婉转地和老人及其家属沟通)

答:催乳后马上可以喂宝宝吃的,虽然可能暂时奶水有点少,但是乳腺通畅后宝宝吸起来会轻松很多。只要宝宝多吸吮,奶水就会越吸越多。

问:通乳后多长时间奶水能恢复正常呢?

答:这个要根据产妇堵塞的情况来看,堵塞轻、堵塞时间短,奶水恢复快;堵塞严重、堵塞时间长,恢复相对慢些,大多数一个星期可以恢复,快的一到两天就能恢复。硬块大,堵塞时间长,可能一次做不彻底,如果比较担心的话,再巩固一次效果更好。

问:硬块好像还有点痛,好像没消下去?(一般不要等到产妇问这个问题,在操作的过程中通过我们的触诊及时主动分析给产妇,告诉产妇哪里是堵塞,哪里是增生,产妇及其家属也会觉得催乳师很专业)。

答:做完通乳后,大多疼痛感消失,只有少数比较敏感的产妇还有轻微的痛感,那是前面余痛还没消失,不用太担心,乳腺管通畅了,奶水就容易出来了,疼痛感第二天就会消失的。硬块堵塞的乳腺管还没有恢复到正常状态,按摩后几个小时就可以恢复。

问:我现在乳腺炎,你帮我把脓排出来了,那我怎么知道是好了呢?

答:乳房不痛了,皮肤颜色也正常了,奶水也容易出来,体温也降下来了,就说明好了。如果你不放心,去医院做个血常规检查也可以。

问:我的乳房怎么软软的?

答:是乳汁不足,气血两虚的表现。

问:我的乳头为什么刺痛?

答:乳头皲裂、细菌滋生就会引发刺痛;没有皲裂者则是肝气郁结、情绪焦燥引起的。

问:乳头太短了,宝宝不爱吸,怎么办?

答:乳头太短,并不会太影响宝宝吸奶,只要让宝宝含在乳晕上就可以吸到大量的奶水,一定要注意纠正哺乳姿势,宝宝才能轻松地含到乳晕。

问:我怎么吃了那么多,还是没奶?

答:既然不是饮食的问题,那就是体质问题了,需要调以食疗,配上穴位按摩才能达到催乳效果。

问:我的奶什么时候够宝宝吃?

答:催乳是一个循序渐进的过程,一般需要七到十天,才能够宝宝吃。

问:有奶了,不催了,会不会又没奶了?

答:一般不会,只要注意饮食,哺乳姿势正确,排空乳汁,保持心情愉快,注意休息就可以了。

问:小三阳可以喂奶吗?

答:做一下体检,没有传染性就可以喂奶,但是乳头破损就要暂停喂奶。

3. 催乳结束话术

问:现在通乳了,也不疼了,等下你走了,是不是又会疼?

答:不会的,乳腺管通畅了,再加上宝宝多吸,一般很少堵塞的。你是属于奶水比较多的产妇,以后少喝汤,多喝水,不要再加奶粉,这样就会少堵塞,少疼痛。

问:催乳后感觉奶水是比以前多,等会你走了,奶水会不会又变少啊?

答:不会的,催乳后乳腺管会更加通畅,奶水也会越来越多的,只要宝宝勤吸吮,妈妈勤喂母乳,奶水还会增多,但是奶粉量一定要递减,奶粉递减后,宝宝有了饥饿感,才会多吸妈妈的母乳,妈妈的奶水才会增加得快。

问:现在有奶了,宝宝又不在身边,怎么办啊,会不会又没奶水啊?

答:不会的,只要你注意饮食,按照我交待的吸奶方法,保持愉快的心情,注意休息,等宝宝回到身边,奶水足够宝宝吃。

问:怎么做完通乳后,乳头还痛啊?

答:乳头是比较敏感的地方,还需要时间修复,现在宝宝吸奶是不是比以前轻松了? 宝宝吸奶轻松,乳头过几天就不痛了。

催乳过程结束后,要交待后期哺乳注意事项,避免下次再出现问题。

(1)正确的喂奶方法。正确的喂奶姿势和方法是母乳喂养成功关键所在,所以做完催乳后还要指导哺乳姿势,以及她们以后的乳房日常护理方法。

(2)针对使用吸奶器的妈妈,要指导吸奶器使用要点和步骤,提醒产妇吸奶器替代不了宝宝的吸吮力。首先要让宝宝吸过母乳了,再用吸奶器吸。用吸奶器之前先热敷乳房靠近腋窝的地方,只要每2个小时吸出一些奶来,妈妈的乳房都不会再严重胀奶了。

(3)产妇心态要平和,一紧张奶水就不容易吸出来。

(4)教会妈妈手动挤奶的方法。如果堵塞时间过长,告诉其可能会引起发炎。

(5)嘱咐产妇多喝温开水,泡热水脚,直到出汗。(提前告诉产妇堵塞的继发症,不仅可以减轻产妇的痛苦,避免不必要的麻烦,同时也可赢得产妇的信任)

(6)宝宝一定要多吸,每天晚上宝宝吃不完的奶一定要吸出来。

催乳结束后,要收款离开,可以告诉客户催乳已经做好了,交待的事以后有不明白的可以电话问。离开时,要礼貌地打招呼:"我走了,您多休息,以后有不明白的地方随时问我,再见!"

4.回访话术

催乳师可以电话回访,也可以微信联系。也有产妇打电话询问的(产妇可能有不明白的地方需要咨询,针对产妇提出的问题,用专业知识耐心解答,也许有的产妇还需要做催乳服务)。接到这种电话回访后,催乳师要问清楚产妇当时的情况,然后逐步解答产妇提出的问题

问:我怎么感觉又胀奶了,是不是没做通啊?

答:别紧张,生理性胀奶是这样,是因为肿胀的乳腺管还没恢复到正常,现在处在膨胀状态,产奶时,管道充盈就又会膨胀起来,刺激到还没修复的壁,不用担心,过几个小时随着宝宝的吸吮,乳腺管恢复正常状态就好了。

问:我发烧了,还可以母乳吗?

答:体温不超过38.5℃,奶水没有变质,是可以喂母乳的。如果你不放心,可以尝尝自己的奶水,只要奶水味道正常,就可以喂奶,而且宝宝的吸吮还有利于乳腺的通畅。

问:宝宝老是吐奶,是怎么回事?

答:宝宝的胃比较小,喂奶量过多、过频都容易导致吐奶,应少食多餐。一般母

乳喂养的宝宝吐奶的机会比较少;哺乳后不要大幅度地摇晃宝宝,或喂完奶后竖起拍嗝就可以了。

问:吸奶器吸不出来,但我用手好挤,是怎么回事?

答:乳腺结构正常的产妇,吸奶器容易吸,但是若结节比较多的,吸奶器不好吸,所以最好让宝宝多吸。

问:怎么乳房还是不胀啊,好像做了没效果?

答:乳房胀不胀与奶水的多少没有很大的关系,你每天减少奶粉的同时,观察宝宝的大小便和精气神就可以了,不要管乳房胀不胀,你的乳房那么大,是不会胀奶的,但是并不代表奶水不够宝宝吃。

第四节　锁客、留客

(1)催乳工作室温馨、干净、整洁,工作人员综合素质佳,突出内务营销。

(2)操作中手法专业、娴熟,辩证准确、治疗效果明显,对产妇温和、有耐心、呵护有加。

(3)操作后及时回访,回答产妇的问题耐心。

(4)套餐服务结束后,要把产妇当成自己的朋友一样去维护客情关系。

(5)根据情况打回访电话,督促提醒乳母进食排奶。

(5)根据不同体质的乳母进行饮食调理,对于气奶乳母进行心理疏导。

第十章　如何成为金牌催乳师

第一节　爱的能力

我们学习技能与知识是为了改变自己的生活状况,但现实生活中,常常是学习了许多技能和知识,但是生活并没有改变,或者是改变不大。那么如何变成我们想要的样子,过上我们想要的生活呢? 我们需要从内在改变,而不是改学另一些技能和知识。学习技能与知识只是量的改变,无法真正产生质的改变。

许多学习催乳师的学员,同一个老师教的,在同一个公司工作,有的能在短期快速成为一名优秀的催乳师或者优秀的老师,而有的却连工作都找不到,他们之间的差别就是内在的差别。

作为需要用爱工作的职业,我们必须要有爱,但是许多人根本不会爱,不懂爱。如果我们提供的服务是公式化的,是冷冰冰的,是利益化的,那么回报我们的自然也是寥寥无几和冷冰冰的。很多 70 后、80 后有爱但是不会爱,他们很少对身边的人说"我爱你",觉得羞于出口,很含蓄,就是有爱也不会表达。母婴服务人员是需要用爱才能做好服务的职业。如果想成功,第一件事必须学会爱,会爱自己,会爱身边的人,会爱身边发生的任何事、任何人,这样我们的服务才有温度。做催乳师这个行业一定要有母爱的能力与力量。大家想一想我们是怎样对待自己的孩子的,孩子不吃饭就想方设法地变着花样做给他吃,孩子外出会担心衣服穿得多了还是少了,等等,这就是母爱。如果我们可以以母爱对待我们的客户和我们护理的新生儿,那么我们的客户对催乳师一定是满意的、惊喜的、感恩的,自然而然你的口碑就树立起来了。

第二节　懂得感恩

懂得感恩是人具备的高尚品格,很多人往往容易忘记感恩,对于别人的帮助只是在当时表示感谢,而不懂感恩。我们想在母婴行业做到出类拔萃,就一定要学会感恩,把感恩变成自己的思维方式。只有感恩身边的人、身边的事,我们的人生才会丰盛、美满,工作才会越来越顺利。懂得感恩让你发现家庭关系好了,孩子听话了,客户不挑剔了,身边发生的都是好事,出现的都是好人。因此我们必须懂得感恩。

我们会在音频里把学习感恩的方法详细地教给大家。

第三节 正 能 量

想做好催乳师,做好老师,做好父母,我们要先这样想,想好就得好。因为同频共振,同质相吸。这八个字的意思是:同样频率的东西会共振,同样性质的东西会因为互相吸引,而走到一起,如果你经常想到的是客户不会好,自然而然遇到的客户就是不好的。觉得事情不好,你身边就会经常发生不好的事情,你想到坏的,看到的就一定是坏的。活出最好的自己是我们每个人的梦想,但人生的道路上必然会有欢乐与痛苦、幸福与磨难、平坦与坎坷。在人生旅途中,我们应该学会宽容与谅解,很多人在物欲无法获得满足的情况下,对生活充满了怨恨,大家要知道生活不一定完美,但是我们却可以尽力做到最好,活出真实、快乐的自己。正能量的态度是面对残缺的世界没有抱怨,面对浮浮沉沉的人生能够坦然,在烦恼、仇恨面前懂得宽恕别人,能够寻找身边的快乐,也能够感受身边的幸福。完美的自己就在下一个路口的拐角处,走好脚下的每一步。

我们必须清楚地了解,每个人都有属于自己的优点和缺点,有自己的兴趣爱好及理想、目标。不要在意自己昨天是怎样的一个人,也不要因为过去的失败而放弃,只要坚持不懈地努力,我们就可以更好。人生最大的敌人往往是自己,活出最好的自己,每个人都是最成功的那个。

第四节 面 对 能 力

一个人有面对事情的能力尤为重要。许多人离婚了不能面对,整天活在抱怨和恨中。觉得全世界的人都对不起自己,看什么都不顺眼,充满敏感多疑等负面情绪,这样的人就是没有面对事情的能力;有的人被朋友无意间伤害到了,能记恨一辈子,甚至那个人都不知道去什么地方了,还记恨在心里,自己不肯放过自己。这样的人不但自己活得越来越累,而且身体会越来越差。没有面对能力的人特别自卑,自身缺点都不面对、不放过,自怨自艾,抬不起头,客户说一句就想很多而且都是往坏的地方想,这样的人生是不会绽放的。我们做母婴行业的人必须要有面对形形色色的人和奇奇怪怪的事的能力。

第五节 学习能力

现在是一个信息爆炸的时代,也是一个飞速发展的时代,一天不学习可能就落后了。学习能力比知识本身更重要,比经验更重要。决定我们人生高度的是学习能力,它是决定成败的重要因素,因为它可以让人打开未知天地,把人变成未知领域的专家。一个人丧失了学习能力,就等于放弃了成功。我们母婴服务人员知识底子并不厚,只靠我们做过几个客户的经验,供我们使用一辈子是不可能的,特别是母婴类的服务变化特别快,产品、技能等都是日新月异的,如果我们没有学习意识和学习能力,很快就会被行业淘汰。掌握学习能力,要从以下几方面着手:

(1)要强化学习的意识,切实做到想学、真学、能学。

(2)要掌握学习的方法,切实做到会学、学好。

(3)要善于挤时间学。要克服"工作忙,没时间学"的思想观念。在学习的过程中绝不找借口,不能强调忙而不学。学与干是矛盾的双方,两者关系处理得好,就会做到两促进、两不误。

(4)具备读有字之书的能力。书是人类进步的阶梯,认真学习书本知识,可以使我们少走弯路。要在阅读有字之书的过程中,准确理解所阅读材料的内容,理解其内涵,掌握其真谛、精髓、实质,这是提高学习能力的前提。

(5)具备读无字之书的能力。在实践中学习,无字之书即指实践。实践是学习的重要内容,也是学习的重要途径。有字之书要读,善于学习前人的经验。无字之书更要读,善于学习今人的经验。一要自觉地向实践学习,自觉了解实践,尊重实践、总结实践,从实践中获得真知。二要自觉地学习他人的经验并善于运用。三要在读书的过程中打造钻进去、跳出来的能力。一方面要专心致志,下功夫去阅读书本知识,寻求"真知"。能够去粗存精、去伪存真,真正消化吸收,变"他知"为"我知"。另一方面要在了解、读懂的基础上,跳出书本,把所学的知识运用到具体的实际工作中去,善于创新。在工作中要不断总结经验并创新,从而使自身的工作能力不断得以提高和升华。